Weiner · Manual Laparoskopisches Gastric Banding

Manual Laparoskopisches Gastric Banding

Die Behandlung der morbiden Adipositas

Von Rudolf Weiner

Mit einem Geleitwort von H. Bockhorn

Mit 86 Abbildungen und 9 Tabellen

Johann Ambrosius Barth Verlag
Heidelberg · Leipzig

Priv.-Doz. Dr. Rudolf Weiner
Chirurgische Klinik
Krankenhaus Nordwest
Steinbacher Hohl 2–26
D-60488 Frankfurt a.M.

Die Deutsche Bibliothek – CIP-Einheitsaufnahme

Weiner, Rudolf:
Manual laparoskopisches gastric banding : die Behandlung der morbiden Adipositas ; mit 9 Tabellen / von Rudolf Weiner. Mit einem Geleitw. von H. Bockhorn. - Heidelberg ; Leipzig : Barth, 1999
ISBN 3-335-00591-0

Printed in Germany
Herstellung: Ch. Molter, Hüthig DTP, Heidelberg
Zeichnungen: Harald Konopatzki, Heidelberg
Druck und Verarbeitung: Heidelberg Reprographie, 69214 Eppelheim

ISBN 3-335-00591-0

Geleitwort

Das laparoskopische „Gastric Banding" erfährt gegenwärtig in Europa eine rasante Verbreitung. Mit der Entwicklung dieses minimal invasiven Eingriffs rückt unvermittelt die Chirurgie der Adipositas in den Blick eines breiten Kreises von Chirurgen, die sich in der Vergangenheit dieser Problematik ferngehalten hatten. Bei aller Euphorie laparoskopisch tätiger Chirurgen, werden dabei oftmals die Besonderheiten dieses chirurgischen Teilgebietes außer Acht gelassen. Während viele chirurgische Eingriffe das Ende der Behandlung darstellen, ist es in der Chirurgie der Adipositas umgekehrt: Nach der Operation setzt eine lebenslange Betreuung ein, die der bariatrische Chirurg übernehmen muß.

Adipositaschirurgie setzt nicht nur operationstechnische Kenntnisse voraus, sondern sie erfordert Erfahrung und Wissen auf dem Gesamtgebiet der Adipositasbehandlung.

Für das laparoskopische „Gastric Banding" hat mein Oberarzt, Herr Priv.-Doz. Dr. Rudolf Weiner, einen Leitfaden zusammengestellt, der auch die Hintergründe, Grundlagen und Probleme beinhaltet. Dem Interessierten werden damit wichtige Basisinformationen vermittelt, die ihm die Einordnung des Behandlungsverfahrens, seine Vorbereitung, Durchführung einschließlich der Nachsorge, einfacher macht.

Es wird in dieser Monographie auch deutlich, daß sich jeder Chirurg selbst genau überprüfen sollte, ob er sich dieser Aufgabe mit aller Konsequenz widmen will. Die vielen praktischen Hinweise und Tips beruhen auf einer breiten Erfahrung und können dazu beitragen, dieses wirkungsvolle Verfahren noch sicherer und attraktiver zu machen.

Prof. Dr. H. Bockhorn
Frankfurt am Main, Oktober 1998

Vorwort

Die Operationstechnik des laparoskopischen Gastric Banding zur Behandlung der morbiden Adipositas verbreitet sich in Europa mit großer Geschwindigkeit. Mehr als 10000 Magenbänder sind in den letzten 3 Jahren auf unserem Kontinent implantiert worden. Die Tendenz ist steigend. Für die Zunahme der Fettsuchtchirurgie sind zwei wesentliche Gründe anzuführen: Erstens haben die bisherigen konservativen Behandlungskonzepte mit Diäten eine erschreckend niedrige Erfolgsbilanz aufzuweisen. Zweitens: Mit der Einführung und Entwicklung der minimal-invasiven Chirurgie ist es möglich geworden, ein wirksames, nicht verstümmelndes und reversibles Operationsverfahren, das steuerbare Magenband („Gastric Banding") laparoskopisch auszuführen. Rundfunk- und Fernsehberichte haben ebenso wie Artikel in der Tagespresse und Frauen-Magazinen das Interesse in breiten Bevölkerungsschichten geweckt.

Gleichermaßen ist das Interesse laparoskopisch tätiger Chirurgen gestiegen, dieses Verfahren des Gastric Banding auch in das Repertoire ihrer Klinken aufzunehmen. Die Chirurgie der Fettsucht, die bislang in Deutschland eine Außenseiterrolle spielte, rückt somit gegenwärtig in das Blickfeld eines großen Kreises von Chirurgen. Dabei gilt das Interesse in erster Linie der Technik. Die Besonderheiten der Behandlung dieser Krankheit, ihrer Ätiopathogenese, ihres psychosomatischen Umfeldes und vieler Besonderheiten bleiben dabei im Hintergrund. Zu Recht warnen erfahrene bariatrische Chirurgen vor den Gefahren einer einseitig operationstechnisch orientierten Betrachtung der Fettsuchtchirurgie. Damit entstehen auch Risiken für die Patienten und letztendlich für den Erfolg und Bestand dieser Technik.

Es ist daher ein umfangreiches Wissen auf diesem Gebiet der Adipositastherapie notwendig, um Erfolge zu sichern. Im Gegensatz zu den meisten typischen chirurgischen Krankheitsbildern ist die Operation nicht das Ende, sondern erst der Beginn der Behandlung.

Jeder Chirurg, der diese Technik einsetzen möchte, muß sich daher grundlegende Kenntnisse auf diesem Gebiet aneignen. Er muß weiterhin bereit sein, die lebenslange Nachbetreuung dieser Magenbandträger zu übernehmen. Im Gegensatz zu vielen anderen Krankheitsbildern kann er diese Aufgabe nicht an andere Fachdisziplinen oder niedergelassene Kollegen delegieren. Bevor also diese Verfahren eingesetzt werden, muß sich jeder Chirurg der Prüfung unterziehen, ob er dazu in der Lage und auch bereit ist, diese Aufgabe in voller Konsequenz zu übernehmen.

Die vorliegende Monographie konzentriert sich daher nicht nur auf technische Details der Operation. Es werden für den interessierten Chirurgen die notwendigen Informationen über das Krankheitsbild der Adipositas und der Nachbetreuung der Patienten in konzentrierter Form zusammengestellt.

Rudolf Weiner

Inhalt

4 Das verstellbare Magenband

5 Laparoskopisches „Gastric Banding" – Voraussetzungen

6 Band-Typen

7 Operative Technik – Kuzmak-Band

8 Operative Technik – „Schwedisches Band" (SAGB)

14 Ergebnisse

15 Offene Fragen

1 Grundlagen: Adipositas als Krankheit

Definition der Adipositas

Der Begriff Adipositas wurde vom lateinischen Wort „adeps" (Fett) abgeleitet und hat sich für diese Erkrankung der übermäßigen Fettspeicherung durchgesetzt. Er ist für Betroffene auch angenehmer aufzunehmen als der Begriff Fettsucht. Letztere Bezeichnung existiert interessanterweise nur im deutschen Sprachgebrauch und besitzt in anderen Sprachen kein Äquivalent.

Synonyme sind Fettleibigkeit, Obesitas und der hier im folgenden einheitlich gebrauchte Begriff der Adipositas. Im Begriff Obesitas wird im lateinischen Ursprungswort (ob-edere: herunterschlingen) auf die häufigste Ursache hingewiesen, nämlich auf Eßverhaltensstörungen.

Die Diagnose Adipositas ist in der Regel eine Sofortdiagnose, die von Laien und Betroffenen selbst gestellt werden kann. Sie ist nicht gleichzusetzen mit einer anlagebedingten Körperfülle, die im Rahmen der Relation von Körpermasse und Körperlänge bleibt. Diese Form ist nicht zu behandeln. Die Adipositas ist jedoch eine Krankheit.

Definitionsgemäß handelt es sich um die übermäßige Vermehrung oder Bildung von Fettgewebe, mit generalisierter Deposition und Speicherung von Fett. Sie ist Reflektion einer positiven Energiebilanz. Es besteht somit ein eklatantes Mißverhältnis zwischen Energiezufuhr und -verbrauch. Mit chirurgischen Maßnahmen kann die Krankheit nicht kausal behandelt werden. Lediglich das Symptom Übergewicht wird behandelt. Der Benefit einer erfolgreichen Therapie ist vielfach wissenschaftlich untermauert.

Bei der Adipositas liegt eine Vermehrung des Körperfettes auf über das Doppelte der Norm vor (Abb. 1). Ein Mensch mit einem Gewicht von 70 kg (178 cm Körperlänge) besteht zum überwiegenden Anteil aus Wasser (etwa 42 kg). Je etwa 12 kg entfallen auf Eiweiß und Fett, 3,5 kg auf Mineralien und 0,5 kg auf Kohlenhydrate (Speicher). Bei der

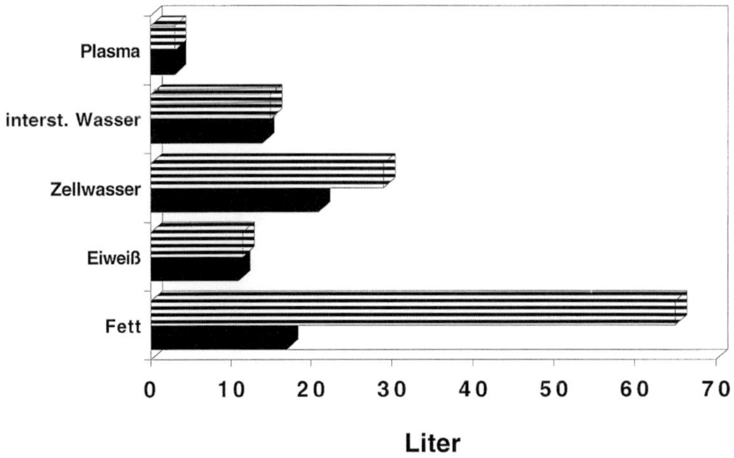

Abb. 1 Verhältnis von Körperfett, Eiweiß, Zellwasser, interstitiellem Wasser und Plasma zwischen normalgewichtigen und adipösen Personen (schraffiert).

Adipositas ändert sich die Körperzusammensetzung durch Speicherung von Überschußmaterial. Dieses besteht zu 75 % aus Fett und zu 25 % aus Nicht-Fettgewebe.

Der Krankheitswert der Adipositas beruht in erster Linie auf dem in einer Vielzahl von wissenschaftlichen Studien belegten Risiko für Folgeerkrankungen.

Einteilung und Schweregrade der Adipositas

Die Einteilung und Klassifikation der Adipositas kann nach verschiedenen Prinzipien erfolgen. Das älteste Verfahren beruht auf den Normgewichtsberechnungen nach Broca. Der Franzose Paul Broca (1824–1880) hat die Regel aufgestellt: Der Mensch sollte etwa soviel kg Körpergewicht auf die Waage bringen, wie er in Zentimeter über einen Meter groß ist. Dieses Verfahren vereinfacht das Problem der Berechnung des geeigneten Körpergewichtes etwas zu stark. Männer, kleinwüchsige und ältere Personen werden danach zu streng, Frauen, großwüchsige und jüngere Personen etwas zu günstig behandelt. Auf wachsende Kinder läßt sich diese Formel ohnehin nicht anwenden.

Dennoch gibt diese Faustregel zunächst eine grobe Orientierung. Das Gewicht, welches nach Berechnung der Versicherungsgesellschaften mit der höchsten Lebenserwartung korreliert, heißt Idealgewicht. Für Männer liegt es um 10 %, für Frauen um 15 % unter der Broca-Zahl.

Die Klassifikation der Adipositas erfolgt heute übereinstimmend mit dem Körpermassenindex (KMI). Die internationale Wissenschaftssprache führt diesen Begriff als Body-Mass-Index (BMI). Er wurde von dem Belgier Lambert Adolphe Jaques Quetelet (1796–1874) erfunden und ist einfach zu errechnen. Dazu wird das Gewicht [kg] durch die Körpergröße in Metern zum Quadrat dividiert.

Beispielrechnung: Für 108 kg Körpergewicht bei 1,68 m Körperlänge rechnet man:
$1{,}68 \times 1{,}68 = 2{,}82$
$108 \div 2{,}82 = 38{,}30$

Die Klassifikation der einzelnen Stadien ist weltweit einheitlich (Tabelle 1).

Die Klassifikation der Adipositas ist notwendig, da sich das Mortalitäts- und das Morbiditätsrisiko mit dem Grad der Adipositas erhöht (siehe u.a. Manson et al., 1990, 1995). Diese Klassifikation ist nur für das Erwachsenenalter gültig. Für Kinder müssen altersspezifische Kurven zugrundegelegt werden (Hammer et al., 1991).

Von morbider oder krankhafter Adipositas wird gesprochen, wenn bereits Folgeschäden des extremen Übergewichtes eingetreten sind.

Eine weitere wichtige Kenngröße ist das Übergewicht (Excess weight), welches die Differenz von aktuellem (präoperativen) Körpergewicht und Idealgewicht darstellt. Der Verlust des Übergewichtes (Excess weight loss) ist ein wichtiger Parameter, der das postoperative Gewichtsverhalten charakterisiert. Er wird in der internationalen Literatur als Referenzwert und zur Erfolgsbeurteilung der Therapiemaßnahmen angegeben. Er wird wie folgt berechnet:

$$\text{EWL (Excess weight loss)} = \frac{\text{Gewichtsverlust [kg]}}{\text{Übergewicht [kg]}} \times 100\%$$

Tabelle 1 Klassifikation der Adipositas nach dem Körpermassenindex (Body Mass Index = BMI)

Einteilung	BMI
Normalgewicht	18,5–24,9
Übergewicht	25,0–29,9
Adipositas Grad I	30,0–34,9
Adipositas Grad II	35,0–39,9
Adipositas Grad III	>40

(WHO Experten Komitee „Physical Status: The Use and Interpretation of Anthropometry“, 1995)

Erscheinungsbilder und Typen der Adipositas

Adipositas kann sehr verschiedene Erscheinungsbilder haben, die unterschiedliche Gefahren in sich bergen. Neben der Quantität entscheidet auch die Verteilung des Fettgewebes über das gesundheitliche Risiko.

Diese Erkenntnisse sind zwar seit mehr als vier Jahrzehnten bekannt, jedoch wurden sie in der Praxis bislang wenig berücksichtigt. Allein in der Beschreibung lassen sich zwei Haupttypen (Abb. 2) unterscheiden:

1. *Androide Adipositas:* Diese Fettverteilung ist auch als Apfelform bezeichnet worden. Der Hauptteil der Fettmasse befinden sich am Körperstamm, besonders in der Bauchregion. Sie hat ein deutlich höheres Gesundheitsrisiko, insbesondere in Hinblick auf Erkrankungen der Herzkranzgefäße, Bluthochdruck, Diabetes mellitus und Gallenblasenleiden.
2. *Gynoide Adipositas:* Auch als Birnenform charakterisiert, sind die Fettgewebe an den Oberschenkeln und Hüften besonders stark von der Fettansammlung betroffen. Sie entspricht auch der sog. „Reithosen-Fettsucht“.

Die Unterscheidung kann nach subjektiven Kriterien erfolgen. Es ist jedoch auch möglich, durch Messung von Bauch- und Hüftumfang beide Typen voneinander zu unterscheiden. Es wird nach Messung mit Bandmaß in stehender Position der Umfang über dem Nabel („Bauchumfang“) und über den Hüften („Hüftumfang“) gemessen und aus beiden ein Quotient gebildet (T/H-Quotient oder Waist-Hip-Ratio, WHR). Es gibt jedoch geschlechtsspezifische Besonderheiten. Frauen besitzen infolge ihrer dickeren subkutanen Fettschicht (Unterhautfettgewebe) von vornherein einen nahezu doppelt so hohen Körperfettanteil wie Männer. Während nach dem geschlechtstypischen

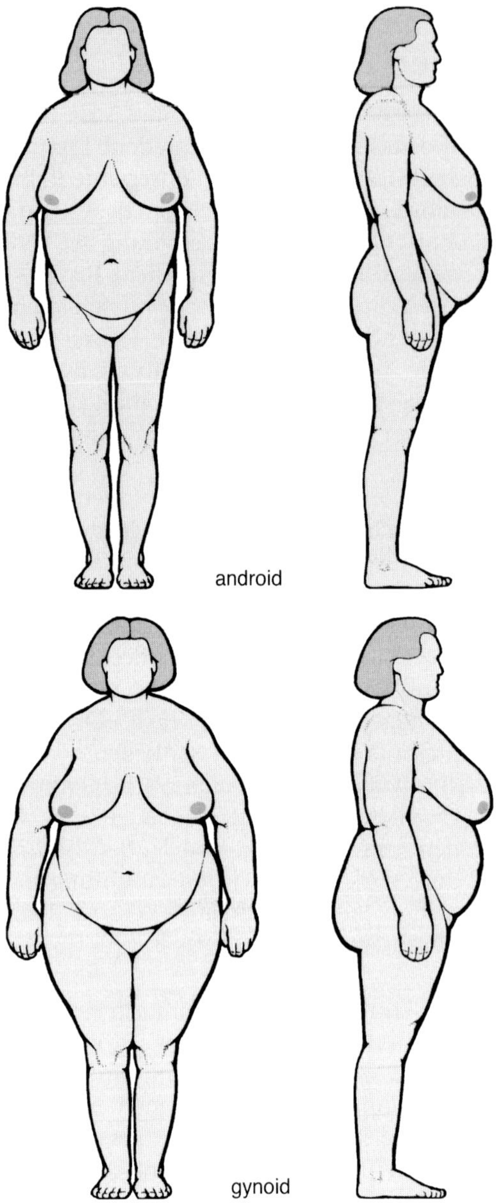

Abb. 2 Androider („Apfelform") und gynoider („Birnenform") Typ der Adipositas

Verteilungsmuster bei der Frau die Hüft- und Oberschenkelregion als Fettdepot bevorzugt wird, neigt der Mann mehr zu Fettanlagerungen im und am Bauch. Abweichungen von diesem Verteilungsmuster gibt es sowohl bei Frauen als auch bei Männern.

Beträgt der Hüft-Taille-Quotient bei Männern mehr als 1 und bei Frauen mehr als 0,85, so liegt der androide Fettsuchttyp vor. Der Durchschnittswert liegt bei Frauen übrigens bei 0,80. Bei Miss-Wahlen werden dagegen Werte zwischen 0,68 und 0,72 gemessen.

Worin liegt die Bedeutung der Fettverteilung wissenschaftlich begründet? Stoffwechseluntersuchungen an isolierten menschlichen Fettzellen im Labor haben auffällige Unterschiede zwischen den einzelnen Fettgewebsregionen nachweisen können. Fettzellen der Bauchregion sprechen empfindlicher und stärker auf Streßhormone (Katecholamine) an als Fettzellen der Oberschenkel- und Hüftregion. Besonders die im Inneren des Bauchraumes im großen Netz gelegenen Fettzellen zeigen eine besondere Ansprechbarkeit. Bei einer Gewichtsreduktion werden diese Speicher zuerst entleert. Dieses Verhalten kann insbesondere bei der Vorbereitung auf eine Operation nutzbar gemacht werden. Eine Gewichtsreduktion durch Fasten, Diät oder durch einen Magenballon läßt die Bedingungen für eine Operation durch Verringerung der Fettmassen im Bauchraum günstiger gestalten.

Zweifellos spielen die Geschlechtshormone bei der Fettgewebsverteilung eine Rolle. Die Behandlung von Männern mit weiblichen Geschlechtshormonen beim Vorsteherdrüsenkrebs oder eine Kastration (Beispiel Eunuchen) verursachen ein weibliches Fettgewebsprofil.

Ein zweiter Aspekt ist die Nutzung des Bauch-Hüft-Quotienten für die Früherkennung eines Diabetes mellitus. Diese Stoffwechselerkrankung entwickelt sich beim androiden Typ wesentlich häufiger als beim gynoiden Typ. Bei diesen Patienten ist also frühzeitig gezielt nach Störungen im Kohlenhydratstoffwechsel zu suchen.

Es muß an dieser Stelle betont werden, daß diese Abhängigkeiten und Einflüsse nur bei milden Formen der Adipositas (Grad 1 und 2) eine Rolle spielen. Bei einer extremen Fettsucht (BMI >40 kg/m^2) lassen sich häufig die Typen nicht mehr voneinander unterscheiden und bleiben auch für die Beurteilung der Komplikationshäufigkeiten ohne Bedeutung.

Häufigkeit der Adipositas

Die Bundesrepublik Deutschland zählt weltweit zu dem Kreis von Industrieländern mit dem höchsten Anteil fettsüchtiger Personen in der Bevölkerung. Zum Auftreten und der weiteren Entwicklung der Adipositas wurden mehrere Studien durchgeführt. Ca. 1 % der Bewohner Deutschlands sind extrem adipös, 16 % sind adipös und immerhin 40 % können als übergewichtig bezeichnet werden. Das Problem tritt besonders im Altersbereich zwischen dem 25. und 55. Lebensjahr auf. Die Tendenz ist dabei insgesamt steigend. Erhebungen (Nationale Gesundheitssurveys, Schneider 1996) konnten eine deutliche Zunahme des Anteils adipöser Frauen (BMI >30) in Deutschland (West) von 16,5 % im Jahre 1985 auf immerhin 19,3 % im Jahre 1990 nachweisen. Das bedeutet, daß jede fünfte Frau in Westdeutschland adipös ist. Nach einer Hochrechnung sind damit allein 3,3 Mio. weibliche Personen betroffen. Der Anteil bei den Männern betrug 1990/91 17,2 %, was bei einer Hochrechnung der Zahl von 2,8 Mio. Betroffenen entspricht. Die Altersabhängigkeit sieht wie folgt aus: In der Altersgruppe der 25–29jährigen waren es noch 7,5 %, um bis zur Altersgruppe 60–69 Jahre auf 24 % zu steigen. Insbesondere nimmt derzeit die Zahl der Kinder und Jugendlichen mit Adipositas erschreckend zu.

Es gibt in Deutschland auch deutliche Ost-West-Unterschiede. Die Häufigkeit der Adipositas ist bei Frauen und Männern im Osten höher als im Gebiet der alten Bundesrepublik (Kreuter et al., 1995). Besonders deutlich fallen die Unterschiede bei den Frauen auf. Bereits in der Altersgruppe der über 30jährigen kommt es zu einem Anstieg der Adipositashäufigkeit. Während in Westdeutschland in der Altersgruppe der 60–69jährigen „nur" 30 % der Frauen eine Adipositas aufweisen, sind es in den neuen Bundesländern fast 50 %.

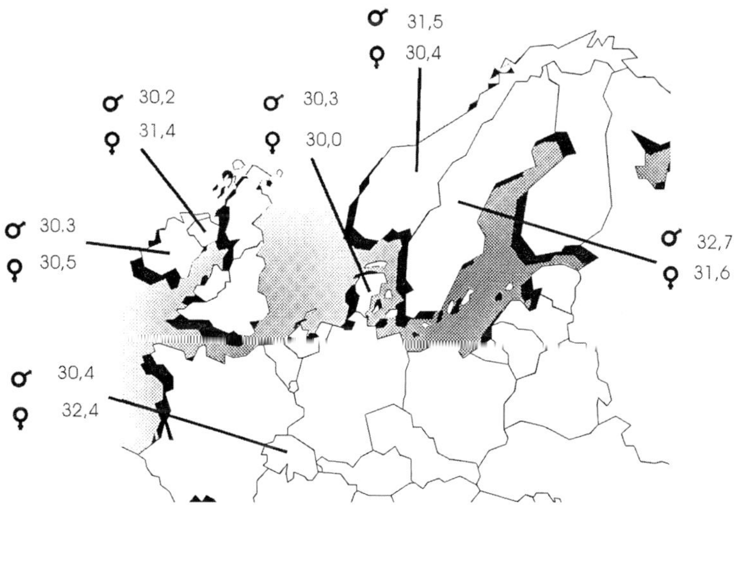

Abb. 3 Prozentuale Verteilung der Adipositas in verschiedenen Ländern Europas (♂ Männer, ♀ Frauen)

Blickt man auf andere Länder, so zeichnen sich kontinentale und regionale Unterschiede ab (Abb. 3). Die nordeuropäischen Ländern (Schweden, Norwegen, Dänemark, Finnland und Island) liegen mit einer Häufigkeit (BMI >30, Altersgruppe 40–60 Jahre) von 10 % bei Männern und 15 % bei Frauen günstiger als Westeuropa (Belgien, Frankreich, Deutschland, Niederlande, Großbritannien), wo im Mittel Werte von 13 % für Männer und 16 % für Frauen angegeben werden. Im Mittelmeerraum erhöht sich die Häufigkeit auf 16 % für Männer und 30 % für Frauen. Ähnlich ist die Situation in Osteuropa (18 % Männer, 30 % Frauen). Besonders groß sind die geschlechtsspezifischen Unterschiede in Rußland und den GUS-Staaten. Dort werden für Männer nur eine Häufigkeit von 14 % angegeben, wogegen sie für Frauen mit 44 % einen Höchstwert erreicht.

In den USA wird die Adipositas für eine nationale Krise des Gesundheitssystems verantwortlich gemacht (Balssiger et al., 1997). Die letzte nationale Erhebung hat nachweisen können, daß sich der Anteil von Personen mit einem Körpergewicht von über 20 % über dem Idealgewicht drastisch zugenommen hat. Er beträgt danach bei Männern 31 % und bei Frauen 35 %. Insgesamt sind in den USA über 58 Mio. Menschen adipös. Unterschiede gibt es hier zwischen weißen (Männer: 15 %, Frauen: 18 %) und nicht-weißen US-Bürgern (Männer: 20 %, Frauen: 37 %).

Die mit direkten Folgeerkrankungen der Adipositas (Bluthochdruck, Diabetes Typ II, mechanischen Gelenkerkrankungen, fettstoffwechselbedingte Herzerkrankungen, Schlafapnoe) einhergehenden Formen der sog. „morbiden Adipositas" betreffen mehr als 2 % der amerikanischen Männer und 6 % der Frauen. Die Gesamtkosten der durch Übergewicht bedingten Erkrankungen wird allein in den USA auf 68,8 Mrd. US$ geschätzt (Martin et al., 1987).

Der Einfluß von erblichen Faktoren und unterschiedlichen Lebensweisen wurden durch Untersuchungen auf den pazifischen Inseln deutlich (Ross, 1994). Unter dem Einfluß der Industrialisation stieg das durchschnittliche Körpergewicht der Bevölkerung innerhalb weniger Jahrzehnte drastisch an. In Abhängigkeit von der Übernahme westlicher Kultureinflüsse schwankt dort die Häufigkeit von übergewichtigen Personen (BMI >26 kg/m^2) bei Männern zwischen 1,9 % (Papua Neu-Guinea Hochland) und 84,7 % (Insel Nauru). Bei Frauen gibt es mit 14,2 % und 92,8 % auf beiden Inseln annähernd die gleiche Schwankungsbreite. Hier werden in besonderem Maße die Einflüsse der „Zivilisation" deutlich. Vor 30 Jahren waren diese regionalen Differenzen noch nicht nachweisbar gewesen (Segal, 1994).

Ursachen der Adipositas

Die Ursachen für die Zunahme der Adipositas in der Bevölkerung sind vielgestaltig. Während für das Anwachsen der Zahl von übergewichtigen Personen in den hochentwickelten Industrieländern in erster Linie eine Fehlernährung verantwortlich zu machen ist, sind für die Ausbildung der Extremformen einer Adipositas weitere Faktoren zu suchen.

Grundsätzlich sind Übergewicht und Adipositas die Folge einer langfristig positiven Energiebilanz. Entwicklungsgeschichtlich hat sich in unserem Erbgut über Millionen von Jahren die Fähigkeit herausgebildet, bei jeder passenden Gelegenheit Energiereserven anzulegen, um Hungerphasen gut überstehen zu können. Die höheren Lebewesen haben sich dabei von einer pausenlosen kontinuierlichen Nahrungsaufnahme unabhängig gemacht. In guten Zeiten kann, wenn die Nahrungszufuhr nicht streng an den Verbrauch angepaßt wird, dieser Schutzmechanismus negative Auswirkungen haben. Bereits eine Nahrungsaufnahme, die den Verbrauch auch nur um 2 % für längere Zeit übersteigt, kann zu einer erheblichen und stetigen Gewichtszunahme führen. Zunächst resultiert hieraus ein Übergewicht und selten sofort eine Adipositas. Das alleinige Überschreiten der Energiezufuhr um 190 kcal über einen Zeitraum von 10 Jahren führt zunächst zu einer Gewichtszunahme von 14,5 kg. Wird die Zufuhr nicht weiter erhöht, stabilisiert sich das Gewicht durch den nunmehr gestiegenen zusätzlichen Energieaufwand auf höherem Niveau. Ein Übergewicht von 10 kg bedeutet, daß etwa 70000 kcal zusätzlich gespeichert sind. Diese Berechnungen lassen sich auch für einzelne Nahrungsbestandteile durchführen. Nimmt ein Mensch täglich nur 10 g tierisches Fett (etwa 90 kcal) oberhalb seines Bedarfes auf, so wird hieraus körpereigenes Fett angesetzt. Rechnet man mit einer Verdaulichkeit von 95 %, so würden von der überschüssigen Energie etwa 86 kcal resorbiert und bei einer 90 %igen Verwertung des resorbierten Fettes 77 kcal als körpereigenes Fett angesetzt werden. Diese 77 kcal entsprechen etwa 8 g Körperfett.

Wird diese zusätzliche Fettmenge von 10 g täglich oberhalb des Bedarfs aufgenommen werden, so wären in einem Jahr etwa 3 kg Fettansatz zu verzeichnen. Über einen Zeitraum von 10 Jahren hätte die betreffende Person ihre Körpermasse um 30 kg vermehrt. Der gleiche Effekt kann auch mit einer nur geringgradig erhöhten Aufnahme von Kohlenhydraten (Zuckern) erreicht werden. Dies würde beispielsweise der täglichen Aufnahme von nur 20 g Blätterteigkuchens oberhalb des Energiebedarfs liegen.

Groß sind die Gefahren durch regelmäßige Alkoholzufuhr. Aufgrund der exzellenten energetischen Verwertungsrate von Ethylalkohol reicht auch die wöchentliche Einnahme von 100 g Ethylalkohol (oberhalb des energetischen Bedarfs) aus, um in 10 Jahren 30 kg Körpermasse zusätzlich in Form von Körperfett anzusetzen.

100 g reiner Alkohol entsprechen etwa nur 250 ml an Spirituosen. Dadurch ist verständlich, daß Menschen mit reichlichem Alkoholverbrauch auch bei geringer sonstiger Nahrungszufuhr zur Adipositas neigen.

Ist einmal eine Gewichtszunahme erfolgt, so sind spontane Gewichtsverluste ohne zusätzliche Erkrankung beim Erwachsenen selten und ungewöhnlich. Werden mühsam 10 kg „abgespeckt“, so würde bei einer normalen Ernährung, die dem tatsächlichen täglichen Bedarf entspricht, sofort wieder ein Anstieg folgen. Um den Verlust von 10 kg zu halten, ist eine dauerhafte Minusbilanz von 300 kcal/Tag im Vergleich zum adipösen Zustand erforderlich (Leibel et al., 1995). Um ein Fettdepot von 30 kg wieder abzubauen, müßte der Betreffende bei gleichbleibenden Ernährung, die seinem Ruhebedarf entspricht, beispielsweise einen Fußmarsch von 5000 km zurücklegen. Allein diese wissenschaftlich untermauerten Erkenntnisse verdeutlichen das Dilemma, vor dem viele Patienten stehen.

Bei der Entwicklung der Adipositas geht es jedoch um weitaus größere Fehlbilanzen. Ihre Entstehung und Ursachen sind vielfältig.

Erbliche Ursachen spielen in vielen, jedoch bei weitem nicht in allen Fällen einer Adipositas eine Rolle. Schätzungen auf der Grundlage von Familienuntersuchungen, Zwillingsexperimenten und Adoptionsstudien gehen davon aus, daß zwischen 25 % und 70 % die Gewichtszunahme genetisch bedingt ist, d.h. vererbt wurde (Bouchard 1994, Sorensen 1995).

Großen Einfluß auf die Zunahme von Gewichtsproblemen in unserer Gesellschaft haben jedoch soziokulturell bedingte Verhaltensänderungen. Bewegungsmangel, abnehmende körperliche Fitness, veränderte Eßgewohnheiten, wie „Fast-Food“ und der Wegfall regelmäßiger Mahlzeiten begünstigen ebenso wie fettreiche Ernährung und Alkoholkonsum die Entstehung von Übergewicht und Adipositas.

Grundsätzlich gibt es eine Reihe von weiteren Einflußfaktoren, die eine Entwicklung zu Übergewicht und Adipositas begünstigen. Das Alter als allgemeiner demographischer Faktor läßt bereits allein das Gewicht bei Männern bis zum 55. Lebensjahr und bei Frauen bis zum 70. Lebensjahr ansteigen. Der biologische Faktor des Klimakteriums verursacht bei Frauen über 50 eine Häufung von Übergewichtigkeit. Mit steigender Zahl der geborenen Kinder erhöht sich zudem die Wahrscheinlichkeit eines Übergewichtes bei Müttern. Ebenso übt der Familienstand einen Einfluß aus. Das Körpergewicht steigt gewöhnlich nach der Hochzeit an (Seidell, 1995). Das Bildungsniveau und der Einkommensstatus beeinflussen ebenfalls das Körpergewicht. In Europa haben zumindest Personen mit einem niedrigeren Bildungsniveau und niedrigem Einkommen eine höhere Prävalenz von Übergewicht. Alle diese in epidemiologischen Studien erhobenen Einflußgrößen reichen in der Regel allein nicht aus, um eine extreme Adipositas sich entwickeln zu lassen.

Im überwiegenden Teil der adipösen Personen mit einem Körpermassenindex von über 40 sind Eßverhaltensstörungen auszumachen. Fehlendes Sättigungsgefühl, die Unfähigkeit, bei sich abzeichnender Sättigung mit dem Essen aufzuhören, das Essen aus Frust und aus Lust in unbändigem Maße oder dauerhaft (Chips, Salzstangen u.a.m.) sind die wesentlichen Ursachen.

Dazu kommt oftmals eine fehlende oder unzureichende körperliche Aktivität. Während Magersüchtige, die aufgrund einer pyschosomatischen Erkrankung, wie beispielsweise der Anorexia nervosa oder der Bulimie, einen drastischen Gewichtsverlust zu verzeichnen haben, körperlich meist sehr aktiv sind, keine Rolltreppen, Fahrstühle oder teilweise keine öffentlichen Verkehrsmittel benutzen, verhalten sich Adipöse entgegengesetzt. Als Extrembeispiel zur Veranschaulichung: während die Magersüchtige vor dem Fernseher kniet und strickt, sitzt die Adipöse und ißt.

Das Eßverhalten dieser gegensätzlichen Patientengruppen ist wie ihr Gewicht völlig konträr. Während der magersüchtige Patient seine Mahlzeit genau vorbereitet, sie „zelebriert" und genau festgelegte Mengen zu sich nimmt, ißt der Adipöse in der Regel solange, bis er satt ist. Das Ganze vollzieht sich extrem schnell, so daß das Sättigungsgefühl nicht auftreten kann. Es stellt sich viel später, d.h. zu spät ein. Dabei werden auch die Mahlzeiten nicht portioniert oder eingeteilt. Im Endergebnis werden alle Fettdepots maximal ausgelastet, denn der aktuelle Tagesbedarf wurde bereits längst überschritten.

Sind die Fettdepots einmal gefüllt, ist es fast nicht mehr aus eigener Kraft möglich, diese großen Depots abzubauen. Das Einschreiten der Psychotherapie hat bei diesen Eßverhaltensstörungen in der überwiegenden Mehrzahl der Fälle versagt. Es bleibt nur noch die letzte Möglichkeit: der operative Einbau einer „Eßbremse", die bereits nach kleinen Portionen eine Sättigung und damit Wohlbefinden signalisiert.

Die Möglichkeit der Beeinflussung des Appetit- und Sättigungszentrums in der Hirnanhangdrüse sind nicht gegeben. Es sind jedoch intensive Untersuchungen im Gange, um die Übertragungsstoffe, die die Signale wie Appetit und Sättigung überbringen, zu isolieren und für die Behandlung nutzbar zu machen.

Krankheitswert

Eine Vielzahl wissenschaftlicher Studien hat die erhöhte Rate von Folgeerkrankungen (Morbidität) und Sterblichkeit (Mortalität) adipöser Menschen dokumentieren können (vgl. Abb. 4). Für insgesamt 14 verschiedene Begleiterkrankungen weist die Adipositas ein attributables Risiko auf (Schneider, 1996). Das Auftreten von Folgeerkran-

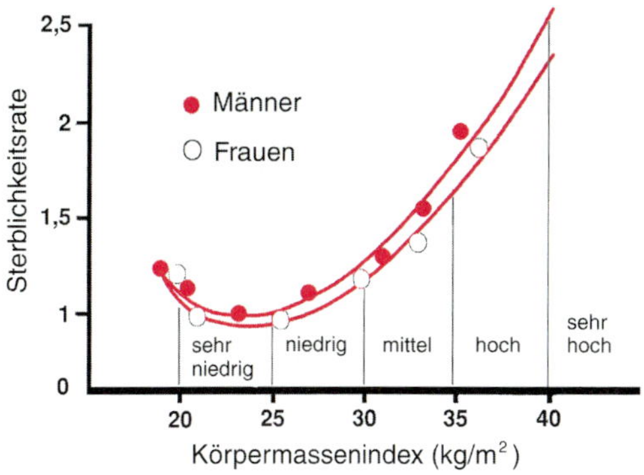

Abb. 4 Relatives Sterblichkeitsrisiko (BMI)

kungen der Adipositas zeigte eine enge Beziehung zum Ausmaß des Körpergewichtes, der Dauer des Übergewichtes und dem Fettverteilungsmuster.

Zur Erfassung der Fettverteilung und damit auch des Risikos für sog. Adipositas-assoziierte Erkrankungen wird neuerdings auch die alleinige Messung des Taillenumfanges eingesetzt (Tabelle 2).

Tabelle 2 Geschlechtsspezifische Grenzwerte des Taillenumfanges als Grad des Risikos für Folgeerkrankungen der Adipositas

Risiko	erhöht	deutlich erhöht
Männer	>94 cm	>102 cm
Frauen	>80 cm	>88 cm

Herz-Kreislauf-Erkrankungen

Allgemein bekannt ist das Ansteigen von Risikofaktoren für die Erkrankung der Herzkranzgefäße. Als chronische Erkrankung weist Adipositas eine Reihe von Gemeinsamkeiten mit Bluthochdruck und erhöhten Cholesterinwerten im Blut auf. In Abbildung 4 wurde das relative Sterblichkeitsrisiko in Abhängigkeit vom Schweregrad der genannten Erkrankungen graphisch dargestellt. Bewertet man allein die Kategorie „mäßiges Risiko", so zeigt sich, daß bereits die alleinige Erhöhung nur einer der drei Variablen mit einem deutlichen Anstieg des Sterblichkeitsrisikos einhergeht. Allein die mit der Adipositas verbundene Erhöhung der Blutviskosität erhöht das kardiovaskuläre Risiko.

Bluthochdruck (Hypertonie). Der Zusammenhang zwischen Adipositas und Bluthochdruck ist seit langem bekannt und wissenschaftlich gut untersucht. Sowohl der systolische als auch der diastolische Blutdruck steigen mit zunehmenden BMI. Das Risiko, an einem Hochdruckleiden zu erkranken, steigt mit dem Ausmaß und Dauer des Übergewichtes. Das ist besonders bei Frauen ausgeprägt. Es ist gegenüber normalgewichtigen Personen um den Faktor 2,9 erhöht (Van Italie, 1985). Liegt die Adipositas schon in jungen Jahren vor, so erhöht sich das Risiko auf den Faktor 5,6. Bluthochdruck ist wiederum an der Entwicklung von Gefäßerkrankungen beteiligt. Da sich bei der Adipositas oftmals mehrere negative Einflußfaktoren auf das Gefäßsystem (Hochdruck, erhöhte Blutfettwerte, Diabetes mellitus u.a.) in ihrer Wirkung bündeln, wird die Gefahr der Entwicklung von Gefäßerkrankungen besonders groß. Bei einer erfolgreichen und dauerhaften Gewichtsreduktion kann sich der Blutdruck bei mehr als 50 % der Adipösen normalisieren oder die medikamentöse Therapie deutlich minimieren.

Stoffwechselstörungen

Diabetes mellitus Typ II (NIDDM). Das Risiko an Diabetes mellitus zu erkranken steigt mit zunehmendem Übergewicht erwiesenermaßen an. Es handelt sich dabei um einen Diabetes mellitus vom Typ II.

Die Wechselwirkung wird allein dadurch deutlich, daß 80 % aller Diabetiker vom Typ II adipös sind.

In einer wissenschaftlichen Studie (Nurses Health Study, Colditz et al., 1990) konnte gezeigt werden, daß der Diabetes vom Typ II innerhalb von 8 Jahren bei Frauen mit einem BMI zwischen 31 und 33 etwa 30mal häufiger als bei normalgewichtigen Frauen auftritt. Bei einem BMI von über 35 steigt die Wahrscheinlichkeit an einen Diabetes zu erkranken sogar auf das 60fache an. Wiederum sind Personen mit einer stammbetonten Adipositas (androide Form) besonders gefährdet.

Erhöhung der Blutfette. Bei der Adipositas findet sich häufig eine Erhöhung der Triglyceride. In Kombination mit der Erhöhung dieser Blutfette findet sich ein erniedrigtes HDL-Cholesterin. Diese Konstellation begünstigt die Entwicklung der Arteriosklerose. Besonders bei einer Fettansammlung im Bauchraum sind solche ungünstigen Konstellationen häufiger zu beobachten (Depres, 1991). Je stammbetonter die Fettverteilung ist, desto niedriger ist das HDL-2-Cholesterin, eine HDL-Fraktion mit deutlich antiatherogener Wirkung (Ostlund et al., 1990).

Hyperurikämie und Gicht. Die Erhöhung der Harnsäure im Blut ist bei adipösen Personen deutlich häufiger anzutreffen als bei normalgewichtigen Personen. Diese Stoffwechselveränderung kann zum Krankheitsbild der Gicht führen. Dieser Zusammenhang ist seit altersher bekannt.

Ein Fettverteilungsmuster, bei dem besonders der Körperstamm betroffen ist, erhöht insbesondere bei Frauen das Risiko einer Gichterkrankung (Davis et al., 1990).

Erkrankungen des Stütz- und Bewegungsapparates. Die Einschränkungen der Beweglichkeit durch Erkrankungen des Stütz- und Bewegungsapparates sind häufige Beschwerden, die die Lebensqualität der Patienten zum Teil erheblich einschränken. Die Adipositas bedingt eine Mehrbelastung der Gelenke und des Skelettes. Arthrosen der großen Gelenke der unteren Extremitäten (Gelenkverschleißerscheinungen) und Lumboischialgien (Bandscheibenerkrankungen) zählen daher zu häufigen Folgeerkrankungen. Neben dem Grad der Adipositas sind Erkrankungsdauer und Manifestationsalter wesentliche Einflußfaktoren, die eine Einschränkung der körperlichen Beweglichkeit beeinflussen (Weiner et al., 1997).

Im eigenen Krankengut fand sich ein hoher Anteil von Patienten mit Erkrankungen des Stütz- und Bewegungsapparates. Alle Patienten, die sich mit einem BMI >35 in der Sprechstunde vorstellten, wurden gezielt auf degenerative Erkrankungen hin untersucht. Ein nicht geringer Anteil der Adipösen wurden von Orthopäden zur chirurgischen Adipositasbehandlung überwiesen. Die Untersuchungen von 527 weiblichen Patienten mit einem BMI >35 (arithmetischer Mittelwert 44,86) wurden 1997 ausgewertet. Der Grad degenerativer Erkrankungen wurde grob klassifiziert: Grad 0: keine Beschwerden, Grad 1: leichte degenerative Veränderungen mit Beschwerden, Grad 2: mittelgradige (deutliche) degenerative Veränderungen mit Beschwerden und Grad 3: schwere degenerative Veränderungen mit bereits erfolgter operativer Behandlung und/oder Erwerbsunfähigkeit wegen manifesten Behinderungen. Die Auswertung ergab deutliche Zusammenhänge zwischen Ausmaß des Übergewichtes und Erkrankungsdauer (Abb. 5, 6).

Psychische Störungen

Meist sind es depressive Störungen, die bei den nach außen oft übertrieben fröhlichen Adipösen zu beobachten sind. Oftmals ist das Übergewicht zuerst da und begünstigt die Entstehung depressiver Zustände. Selten ist es umgekehrt. Der Begriff „Kummerspeck" hat vielfach seine Berechtigung.

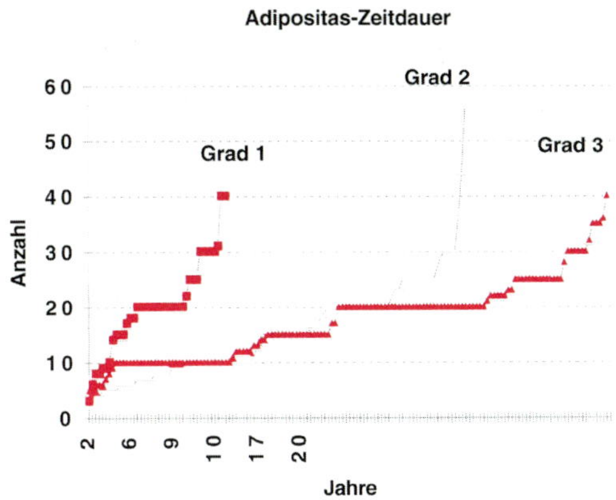

Abb. 5 Zusammenhänge zwischen Dauer der Adipositasanamnese und Schweregrad orthopädischer Erkrankungen (Grad 1: keine oder geringe, Grad 2: mittelgradige, Grad 3: schwere degenerative Erkrankungen)

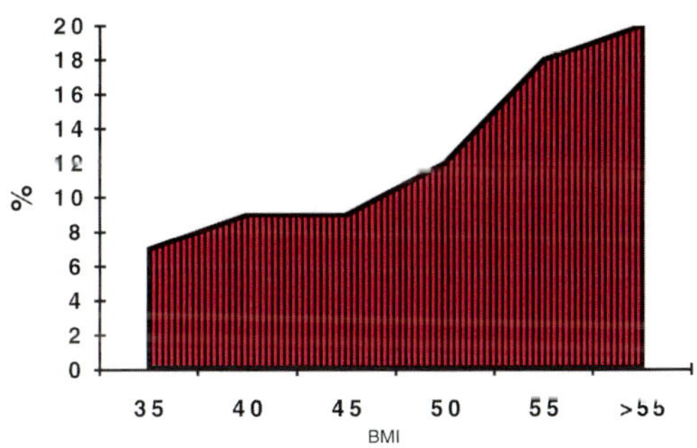

Abb. 6 Zusammenhänge zwischen Ausmaß der Adipositas (Körpermassenindex BMI) und Häufigkeit schwerer Schäden des Bewegungs- und Stützapparates

Nicht jedem schlagen seelische Belastungen auf den Magen. Andererseits sind nicht wenige Menschen bereits als Kinder dazu erzogen worden, bei jeder Problemsituation die eine oder andere Nascherei als Trostpflaster zu vertilgen.

Interessanterweise konnte in Schweden in einer wissenschaftlichen Studie nachgewiesen werden, daß nach erfolgreicher operativer Behandlung der Adipositas die depressiven Störungen verschwanden oder deutlich geringer wurden. Auch fünf Jahre nach Gewichtsabnahme war dieser positive Effekt immer noch nachweisbar. Besonders häufig sind Adipöse von depressiven Störungen betroffen, wenn sie aus gehobenen sozialen Schichten mit höherem Bildungsniveau und Einkommen stammen (Ross, 1994).

Krebsentstehung

Weniger bekannt ist, daß bei Adipösen auch bösartige Erkrankungen des Uterus (Endometrium), der Zervix, der Ovarien, des Dickdarmes, der Prostata beim Mann und möglicherweise auch der Brustdrüsen (Mamma) bei Frauen zunehmen.

Eine Untersuchung der American Cancer Society (nach Schapira et al., 1994) hat 750000 Männer und Frauen über 12 Jahre lang beobachtet. Man fand heraus, daß das Risiko an bösartigen Erkrankungen zu sterben, bei adipösen Frauen um 1,55 und bei adipösen Männern um 1,33 höher lag. Besonders auffällig war die Häufung beim androiden Fettsuchttyp, so daß offenbar der hormonelle Einfluß eine Rolle spielt. In Tabelle 3 wurde die in Studien beobachtete Krebshäufung dargestellt. Auch bei bösartigen Erkrankungen des Verdauungstraktes, wie beispielsweise dem Gallenblasenkarzinom, gibt es eine gesicherte Zunahme mit steigendem Körpergewicht (Lew et al., 1979). Es ist dabei jedoch bislang weiterhin ungeklärt, ob das gehäufte Auftreten von Darm- und Brustkrebs auf die fettreiche und ballaststoffarme Ernährung Adipöser oder auf die Übergewichtigkeit allein zurückgeführt werden kann. Interessanterweise kann verstärkte körperliche Aktivität bei Männern das Risiko für Dickdarmkarzinome senken. Bei Frauen war dieser Effekt nicht so deutlich nachweisbar.

Tabelle 3 Erhöhtes Krebs-Risiko bei Adipositas

hormonabhängig	hormonunabhängig
Endometrium	Dickdarm
Ovarien	Mastdarm
Mamma	Gallenblase
Zervix	Pankreas
Prostata	Leber
	Niere

Lungenfunktionsstörungen

Eine Leistungsschwäche der Lungen und das plötzliche unerklärbare Herzversagen kommen bei fettsüchtigen Personen deutlich häufiger vor als in der normalgewichtigen Bevölkerung. Adipositas kann zweifellos die Lungenfunktion einschränken. Folgen sind eine sog. Dyspnoe, d.h. „außer Atem kommen" bereits in Ruhe oder bei geringster Belastung. Besonders gefährlich ist die „Schlafapnoe". Hier setzt die Atmung, meist verbunden mit starkem Schnarchen, für größere Zeiträume aus. Der Patient atmet für Minuten nicht mehr, nimmt keinen Sauerstoff auf und gibt kein Kohlendioxid ab. Diese Situation kann, wenn der Atemreiz nicht sofort wieder zu einem Einsetzen der Atmung führt, für den Patienten bedrohlich werden.

Klassisches Beispiel ist das Pickwickier-Syndrom. Die Bezeichnung bezieht sich auf die Romanfigur „Little Joe" in Charles Dickens Roman „Die Pickwickier". Es ist zum Synonym für das „kardiopulmonale Syndrom" der Adipösen geworden. Die nächtlichen Atemstillstände (Apnoe) nehmen nicht nur dem Schlaf seinen Erholungseffekt, sondern schädigen Lungenkreislauf und Herz. Es kommt bei diesen extrem Übergewichtigen zu zwanghaften Schlafzuständen bei monotonen Geräuschen (aber auch bei Ruhe) und zu insgesamt verlängertem Nachtschlaf. Die Patienten können sich entgegen ihrem Willen nicht mehr wachhalten und schlafen tief ein. Gleichzeitig besteht eine Polyglobulie und eine pulmonale Hypertonie, die zu einer Rechtsherzbelastung führt. Erstaunlicherweise ist dieses Syndrom bei einer Reduktion der Körpermasse reversibel.

Hormonelle Störungen

Adipozyten sind nicht nur Ansprechpartner für Hormone als körpereigene Steuersignale, sondern sie können selbst welche produzieren. Besonders auffällig sind veränderte Hormonspiegel bei Patienten mit zentralem Fettverteilungsmuster. Die wichtigsten hormonalen Störungen bei Adipositas sind:
- erhöhte Produktion von Kortison (Nebennierenrindenhormon), besonders unter Streßbedingungen
- Insulinresistenz (Ansprechbarkeit von Insulin in und an den Zellen ist vermindert)
- erhöhtes freies Testosteron (männliches Geschlechtshormon) bei erniedrigtem geschlechtshormonbindenden Globulin (SHBG) bei Frauen
- erniedrigte Progesteron-Spiegel bei Frauen
- erniedrigte Testosteronspiegel bei Männern (Ausbildung weiblicher Geschlechtsmerkmale, z.B. Vergrößerung der Brustdrüsen, Behaarungstyp, höhere Stimmlage)
- erniedrigter Wachstumshormonspiegel

Das Wechselspiel der für die Reproduktion (Fortpflanzung) wichtigen Hormone ist vor allem bei androidem Fettverteilungsmuster gestört. Es gibt eine Beziehung zwischen ovarieller Dysfunktion und Übergewicht.

Das Syndrom der polyzystischen Eierstökke, die häufigste endokrine Ursache der Fortpflanzungsunfähigkeit ist häufig mit einer Adipositas verbunden (Dunaif, 1992).

Die hormonellen Störungen und Zyklusunregelmäßigkeiten adipöser Frauen mit polyzystischen Eierstöcken werden durch weitere Gewichtszunahme verschlechtert und durch Gewichtsabnahme zumindest teilweise gebessert.

Im eigenen Krankengut wurden immerhin 4 Frauen, die vorher glaubten aus verschiedenen Gründen im fortpflanzungsfähigen Alter auch ohne Kontrazeption nicht mehr gravide werden zu können, nach einer erfolgreichen Gewichtsreduktion schwanger.

Erkrankungen der Gallenblase

Die Wahrscheinlichkeit von Gallenblasenerkrankungen steigt mit zunehmenden Körpergewicht. In erster Linie ist dabei das Gallensteinleiden gemeint. Es kommen jedoch auch andere Erkrankungen der Gallenblase, wie die Cholesteatose, die Cholezystitis mit oder ohne Steine und letztendlich das Karzinom der Gallenblase bei Adipösen häufiger vor, als in der „normgewichtigen" Bevölkerung.

Diese Risikoerhöhung erfolgt, wie eine Studie vermuten läßt (Maclure et al., 1989), bereits bei geringem Übergewicht. Bei Adipositas gibt die Leber weitaus stärker Cholesterin über die Galle ab, woraus eine Neigung zur Cholesterinsteinbildung resultiert. Diese Steinbildung wird besonders dann begünstigt, wenn unzureichend getrunken wird. Bedeutsam ist in diesem Zusammenhang, daß die medikamentöse Auflösung von Cholesterinsteinen der Gallenblase bei übergewichtigen Patienten deutlich langwieriger und in einem höheren Prozentsatz frustran endet, als bei normalgewichtigen Patienten. Es muß an dieser Stelle bereits darauf hingewiesen werden, daß bei der Erwägung einer chirurgischen Behandlung der Adipositas die Cholezystektomie wegen Cholelithiasis während eines operativen Eingriffes mit einer Trokarerweiterung simultan erfolgen kann. Liegen keine Steine vor, so muß in der Phase der Gewichtsreduktion mit einer verstärkten Steinbildung in der Gallenblase gerechnet werden.

Psychosoziale Komponente

Der Anteil frühpensionierter Personen ist bei Adipösen deutlich größer als in der übrigen Bevölkerung. Eine schwedische Studie hat belegen können, daß die Berentung vor dem Erreichen der gesetzlich festgelegten Altersgrenze bei Übergewichtigen doppelt so häufig war, wie bei schlanken Personen. Die psychischen Probleme dieser Patientengruppen werden meist unterschätzt. In der westlich orientierten Welt werden Adipöse vielfach mit einem negativen „Image" versehen. Diese Personen erleben daher häufiger Diskriminierungen im persönlichen und beruflichen Leben. Dies ist hinlänglich aus dem Schulmilieu bereits bekannt, wo adipöse Mitschüler gehänselt werden.

Der berufliche Werdegang wird ebenfalls negativ beeinflußt. Es ist mit Zahlen belegt worden, daß übergewichtige Frauen in England und in den USA wesentlich weniger als normalgewichtige oder schlanke Frauen im gleichen Beruf verdienen (Gortmaker et al., 1993). Es gibt sogar Vorbehalte in der medizinischen Betreuung gegenüber Adipösen. Viele Ärzte haben kein Interesse an der Behandlung der Adipositas. Sie befürchten eine unzureichende Mitarbeit und die Selbstverschuldung des Patienten. Eine Einstellung, die sich bis in die Krankenkassen fortsetzt. Diese Erfahrung können mitunter Patientinnen und Patienten machen, die wegen Kostenbewilligungen von Maßnahmen zur Gewichtsreduktion vorstellig werden. Die Gewichtsabnahme kann bei adipösen Patienten vielfach die aufgetretenen Folgeerkrankungen und die psychosozialen Probleme rückgängig machen oder wieder abschwächen. Daher muß alles Mögliche getan werden, die Körpermasse der Patienten wieder zu normalisieren.

Verlauf und Prognose

Die vielfältigen Bemühungen, allein bereits das Übergewicht zu normalisieren, haben ihre Berechtigung als Problem der öffentlichen Gesundheitspflege aufgrund der langjährigen Beobachtungen der amerikanischen Lebensversicherungsgesellschaften erfahren.

Danach liegt das Optimalgewicht – das Gewicht mit der niedrigsten Sterblichkeitsrate, d. h. der längsten Lebenserwartung beispielsweise 5–10 kg unter dem Durchschnitt für kleine Männer und 10 kg unter dem Durchschnittsgewicht für mittelgroße und große Männer. Mit steigendem Übergewicht steigt das Sterblichkeitsrisiko deutlich an.

Adipositas ist zum überwiegenden Teil als chronisch, d.h. dauernd bestehend zu bezeichnen.

Optimistische Studien zeigen nach verschiedensten konservativen Behandlungsversuchen nur eine „5-Jahres-Ausheilungsrate" von weniger als 10 %. Das bedeutet, daß nach Entwicklung einer Adipositas diese in der Regel bleibt und langfristig die Lebenserwartung negativ beeinflußt. Die Heilungschancen sind bei langfristig bestehender Adipositas mit konservativen Maßnahmen (Diät, Bewegungs- und Verhaltenstherapie) leider nach wie vor gering.

Bei einem Verlust von mehr als 50 % des Überschußgewichtes, wie sie nach operativer Behandlung zu erwarten sind, lassen sich jedoch eine Reihe von positiven Effekten auf die Begleiterkrankungen nachweisen.

Ein Diabetes mellitus vom Typ II, der durch das Übergewicht hervorgerufen wurde, verschwindet bei etwa 90 % der Patienten nach einer erfolgreichen Reduktion des Gewichts.

Etwa zwei Drittel der Operierten verlieren den Bluthochdruck innerhalb von 4 Jahren nach dem Eingriff. Eine Reduktion der Medikamentengabe zur Blutdrucksenkung tritt bei nahezu allen Patienten ein. Die erhöhten Blutspiegelwerte des Gesamtcholesterol und der Triglyceride senken sich wieder. Weiterhin konnten auch Verbesserungen in einzelnen Herzfunktionen, wie die Auswurfleistung des linken Ventrikels nachgewiesen werden. Gleichzeitig normalisieren sich Lungenfunktion und allgemeine Beweglichkeit. Das Verschwinden der obstruktiven Schlafapnoe ist bereits nach einem Verlust der ersten 15 bis 20 kg ein gravierender Erfolg (Belachew et al., 1993).

Neben den objektivierbaren Verbesserungen von einzelnen Krankheiten und Organfunktionen sind für den Patienten die allgemeine und grundlegende Verbesserung der Lebensqualität entscheidend. Psychische Veränderungen verbessern sich nicht nur nachhaltig, sondern sind über kurz oder lang nicht mehr nachweisbar (Cadiere et al., 1994).

Jo-Jo-Effekt

Der Jo-Jo-Effekt stellt ein besonderes Problem dar und ist vielen Patienten mit einer länger bestehenden Adipositas bestens bekannt. Es ist dadurch gekennzeichnet, daß Patienten unter strenger Diätführung oder durch Fasten erfolgreich an Gewicht verlieren. Kaum in das normale Ernährungsregime zurückgekehrt, klettert die Gewichtskurve stetig bergauf. Das erfolgt auch, ohne daß schwere Entgleisungen in der Essensaufnahme auftreten. Das Ausgangsgewicht wird dabei nach einigen Wochen meist nicht nur wieder erreicht, sondern sogar um einige Kilogramm Gewicht überschritten. Das gleiche wiederholt sich mit und nach der nächsten Diätkur. Besonders drastisch empfinden diese Niederlage Patienten, die sich mit hohem Einsatz in Klinikkuren mühsam größere Fettdepots „herunterhungern". Kaum ins normale Berufs- oder Alltagsleben zurückgekehrt, klettert die Anzeige der Waage nach oben. Bald wird die Waage nicht mehr betreten. Jede Kur bringt somit über längere Zeiträume eine kontinuierliche Zunahme des Gewichtes. Die Verzweiflung dieser Patienten ist unermeßlich.

Es muß an dieser Stelle deutlich darauf hingewiesen werden, daß stetige Veränderungen in der Gewichtskurve, ein ständiges Auf und Ab, mit einem mehrfach höheren Erkrankungs- und Sterblichkeitsrisiko verbunden ist, als ein konstantes und gleichbleibendes Übergewicht (Balssiger et al., 1997).

Komplikationen

Die Entwicklung von krankhaften Veränderungen, wie der Arteriosklerose ist selbst noch keine Komplikation. Erst wenn der Patient zu Schaden kommt, d.h. er stirbt oder erleidet eine Einschränkung seiner körperlichen oder geistigen Leistungsfähigkeit, bis hin zur Invalidität, ist dies als Komplikation zu werten.

Bereits vor 2000 Jahren hat Hippokrates beobachtet, daß plötzliche Todesfälle ohne äußere Gewalteinwirkung bei fetten Personen häufiger auftraten, als bei Schlanken. In der Framingham-Studie wurde bestätigt, daß der plötzliche Herztod bei Adipositas deutlich häufiger auftritt als in der Normalbevölkerung. Neben der erhöhten Herzarbeitsleistung der Fettsüchtigen ist auch das Risiko ischämischer Herzerkrankungen (Minderdurchblutung der Herzkranzgefäße) erhöht.

Dazu tragen Bluthochdruck, Erhöhung der Blutfettwerte und die Zuckerkrankheit mit ihren Einflüssen auf die Gefäßveränderungen ganz wesentlich bei.

Besonders gefährlich ist die Kombination von Adipositas und Zigarettenrauchen. Übergewichtige Raucher erleiden 3 bis 4 mal häufiger einen Herzinfarkt als normalgewichtige Nichtraucher.

Die enge Wechselbeziehung zwischen Bluthochdruck und Adipositas ist seit langem bekannt. Gelingt es bereits das Übergewicht nur gering abzubauen, so verändert sich der Blutdruck im systolischen Wert frühzeitig. Viele Patienten benötigen weniger an blutdrucksenkenden Medikamenten. Die Gefahr von Komplikationen nach operativen Eingriffen jeder Art steigt bei der Adipositas sprunghaft an. Die Häufigkeit von Wundheilungsstörungen, Venenentzündungen, Lungenembolien und Lungenentzündungen sind bei adipösen Patienten deutlich gegenüber normalgewichtigen Patienten erhöht.

Differentialdiagnosen

Die Schilddrüsenunterfunktion (Hypothyreose) ist sehr selten Ursache für eine Adipositas. Sie kann jedoch rasch durch einfache Funktionstests und Bestimmung der Schilddrüsenhormone ausgeschlossen werden. Die Unterfunktion der stoffwechselsteuernden Drüse kann prinzipiell auch zu einer exzessiven Fettansammlung führen. Die Behandlung mit Schilddrüsenhormonen kann diesen Patienten das Krankheitsbild günstig beeinflussen, während sich bei der Adipositas mit normaler Schilddrüsenfunktion nichts ändert.

Der *Morbus Cushing* ist eine Erkrankung, bei der durch eine Überproduktion von Nebennierenrindenhormonen die Patienten das äußerliche Bild einer Adipositas ausprägen. Mondgesicht, Körperfülle durch verstärkte Wassereinlagerungen und Dehnungsstreifen am Bauch (Striae wie nach Schwangerschaften) gehören zu diesem Krankheitsbild.

Als *Fröhlich-Syndrom* wird eine Erbkrankheit bezeichnet, wo auf der Grundlage eines Chromosomendefektes neben einem Übergewicht eine Unterentwicklung der männlichen Geschlechtsmerkmale besteht.

Das *Stein-Leventhal-Syndrom* ist eine ältere Bezeichnung für eine Fehlfunktion der Eierstöcke. Es ist in den meisten Fällen leicht von der alleinigen Adipositas abgrenzbar, da Vermännlichung (Hirsutismus) und ausbleiben der Regelblutung (Amenorrhoe) nicht zur normalen Adipositas gehören.

Es gibt darüber hinaus noch eine Reihe weitere medizinische Ursachen, die in ihrer Häufigkeit selten sind.

Einige chromosomale Störungen und Tumoren der Hirnanhangsgebilde können zu Übergewicht und Adipositas führen. Sie sind insgesamt sehr selten. Weiterhin kann die Behandlung mit folgenden Medikamenten zur deutlichen Gewichtserhöhung beitragen:

Trizyklische Antidepressiva (Psychopharmaka), Sulfonylharnstoffe zur Behandlung des Diabetes mellitus, hormonelle Kontrazeptiva („Antibaby-Pille"), Kortison-Therapie und Valproat zur Behandlung der Epilepsie.

Die Aufgabe des Rauchens führt durch Absinken des Grundumsatzes und vermehrter Nahrungsaufnahme auch zu einer Gewichtszunahme, jedoch nicht allein zur Adipositas.

Kosten der Adipositas

In vielen Ländern wurden in den letzten Jahren Anstrengungen unternommen, die Kosten der Adipositas im volkswirtschaftlichen Rahmen zu erfassen. Es muß dabei zwischen den direkten Kosten, die sich durch ärztliche Behandlungen, Arzneimittel aus Apotheken, stationäre Behandlungen, Kuren und zahnärztlichen Behandlungen ergeben und indirekten Kosten, die durch Folgeerkrankungen der Adipositas verursacht, unterschieden werden.

Es ist bereits auf den ersten Blick zu erfassen, daß die Erhebung oder auch Schätzung derartiger Kosten sehr kompliziert ist. Es wird dazu von vornherein mit einer Unterschätzung der Kosten zu rechnen sein, da die Diagnose Adipositas vielfach nicht erfaßt oder auch als Diagnose abgelehnt wird. Erstaunlicherweise wurde für die Bundesrepublik Deutschland 1991 erhoben, daß etwa 3,2 % aller Arztkontakte sich auf die Adipositas bezogen. Die Folge- und Begleiterkrankungen der Adipositas wurden dabei als Grund für den Arztbesuch nicht miterfaßt.

Bei den Krankenhausbehandlungen waren es 1990 etwa 0,65 % aller Krankenhaustage. Bei den Kurbehandlungen betrug der Anteil immerhin 1 %.

Die für Deutschland geschätzten Kosten, die sich allein auf die Diagnose Adipositas beziehen und nicht durch die meist führenden Begleiterkrankungen verursacht wurden, sind in Tabelle 4 zusammengestellt.

Tabelle 4 Kosten durch Adipositas in Deutschland (1993) (in Millionen DM)

Adipositas	West	Ost
Direkte Kosten		
– ambulante Behandlung	200	
– Arzneien, Heil- u. Hilfsmittel	1	
– stationäre Behandlung	69	
– stationäre Kurbehandlung	62	
gesamt	332	97
Indirekte Kosten		
– durch Tod	67	17
– durch Arbeitsunfähigkeit	150	44
– Invalidität	111	33
gesamt	328	94
Gesamtkosten	660	191

Quelle: BMG, 1993

Schneider (1996) hat für das wiedervereinigte Deutschland in einer konservativen Schätzung für das Jahr 1990 für die Adipositas und ihre Komorbiditäten (nur Patienten mit einem BMI >30) dagegen Kosten zwischen 11,1 Mrd. DM und 19,3 Mrd. DM ermittelt.

In anderen Ländern liegen umfassendere Untersuchungen vor, die auch direkte und indirekte Folgekosten berücksichtigen. Danach werden in den Niederlanden, Frankreich, den USA, Australien und Schweden zwischen 3 % und 8 % der Gesamtkosten des Gesundheitssystems für die Adipositas und ihre Folgen ausgegeben. Für die Niederlande geht es dabei, wenn man die Kosten für Patienten mit einem BMI von über 25 kg/m² hochrechnet, immerhin um die Summe von 1 Milliarde Gulden.

Nicht nur die Adipositas als Krankheit, sondern auch ihre Behandlung verursacht erhebliche Kosten, die in diesen Erhebungen nicht berücksichtigt wurden. Es wird, um Vergleiche anstellen zu können, die Kosten-Nutzen-Analyse notwendig. Als ein wichtiger Maßstab kann hier die Kostenanalyse für jedes verlorene kg an Körpermasse herangezogen werden. Liebermeister und Ölschläger (1997) haben bei Behandlungsende die Gesamtkosten pro kg Gewichtsabnahme nach stationärer Therapie mit 934 DM ermittelt. Für das ambulant durchgeführte Optifast-Programm (Diät) waren 131 DM anzusetzen, wobei entsprechend der erneuten Gewichtszunahme die Kosten nach der Wiederaufnahme der Behandlung auf etwa 400 DM ansteigen. Untersuchungen über 6 Jahre haben zeigen können, daß die Werte für eine operative Behandlung wesentlich günstiger ausfallen, als nach ambulanten konservativen Maßnahmen. Sie betragen zwischen 200 und 100 DM. Die Autoren haben daraus die Folgerungen abgeleitet, daß operative Verfahren auf lange Sicht kostengünstiger sind. Im übrigen erscheinen stationäre Reduktionskuren in Deutschland derzeit kaum noch finanzierbar.

Bedeutung einer Vorbeugung (Prävention)

Eine Vorbeugung der Adipositas ist heute aus mehreren Gründen unumgänglich. Zum einen ist mit zunehmender Dauer und Ausprägung der Erkrankung ihre Behandlung immer schwieriger. Die Mehrzahl aller Behandlungsformen erzielt zudem keine Langzeiterfolge, so daß die Bilanz der Therapien frustran erscheint.

Außerdem gibt es Anzeichen, daß die Folgeerscheinungen der Adipositas möglicherweise auch nach Gewichtsverlust nicht mehr vollständig rückbildungsfähig sind.

Die Häufigkeit der Adipositas ist in vielen entwickelten Industrienationen bereits derart hoch, daß nicht mehr ausreichend Ressourcen in den Gesundheitssystemen vorhanden sind, um allen Betroffenen eine Behandlung anbieten zu können.

Allein aus diesen Argumenten erscheint eine Prävention des Übergewichtes effektiver und kostengünstiger, als die Behandlung einer bereits ausgeprägten Adipositas.

2 Die konservative Behandlung der Adipositas

„Best Practice" – Ansatz zum Gewichtsmanagement

Ein isolierter Therapieansatz hat bei der Adipositas schlechte Erfolgsaussichten. Alle zur Verfügung stehenden unterschiedlichen Therapieansätze für das Gewichtsmanagement sollten unter Berücksichtigung der individuellen Gegebenheiten differenziert eingesetzt werden. Unter dem Begriff „Best Practice"-Programm zum Gewichtsmanagement werden alle drei Komponenten zusammengefaßt (Hauner et al., 1997): Ernährungs-, Verhaltens- und Bewegungstherapie.

Ab einem BMI von 30 mit oder ohne Begleiterkrankungen oder Komorbiditäten ist eine zusätzliche medikamentöse Therapie zu überlegen. Bei morbider Adipositas (BMI >40) ist nach erfolgloser konservativer Behandlung eine chirurgische Therapie in Betracht zu ziehen (National Institute of Health Consensus Development Conference, 1992).

Diät – Ernährungstherapie

Diät (alt-griechisch.: diatia) bedeutet in der ursprünglichen Definition des Altertums nicht nur die Ernährung, sondern die gesamte Lebenseinstellung, sowohl physisch als auch psychisch. Damit wird im ursprünglichen Sinne die Gesamtheit der vernünftigen Lebensführung, eine adäquate Ernährung, körperliche Aktivität und das Vermeiden schädlicher Verhaltensweisen erfaßt. Bereits im Eid des Hippokrates steht geschrieben: „Diätetische Maßnahmen werde ich nach Kräften und gemäß meinem Urteil zum Nutzen der Kranken einsetzen".

In der Neuzeit hat sich der Begriff der Diät weitgehend auf die Kalorienreduktion verschmälert. Erfolgversprechende Therapiekonzepte der Adipositas müssen den Begriff der Diät heute wieder weiterfassen und auf die langfristige Änderung der Lebensweise abzielen.

In allen Frühstadien der kontinuierlichen Gewichtszunahme, bei Übergewicht und Adipositas Grad I und II sind die ärztlich überwachten diätetischen Maßnahmen, und zwar in der Definition des Altertums, das Konzept der Wahl. Alleinige Modediäten, die einen riesigen Markt weltweit darstellen, sind mit einer frustranen Erfolgsbilanz behaftet. Die Patienten wandern von Diät zu Diät und investieren allein in Deutschland jährlich Milliardenbeträge – und zwar meist ohne jeglichen Erfolg für sich selbst.

Ist jedoch nach erfolglosen konservativen Behandlungsversuchen (Diäten) eine Adipositas Grad III (Körpermassenindex über 40 kg/m^2) erreicht, so muß ein operatives Vorgehen in Erwägung gezogen werden. Leidet der Patient bereits unter zusätzlichen Störungen, die durch Gewichtsabnahme besserungsfähig oder heilbar sind, so ist die Entscheidung zum operativen Vorgehen leichter zu fällen. Wichtig ist jedoch, daß bestimmte Voraussetzungen erfüllt werden. Weiterhin müssen bestimmte Kriterien beachtet werden, die ein operatives Vorgehen ausschließen.

Verhaltenstherapie

Die alleinige Verhaltenstherapie hat bei der Adipositas versagt. Langzeituntersuchungen haben jedoch zeigen können, daß die Mitwirkung der Patienten (Compliance) bei der Durchführung von Ernährungstherapie-Programmen erhöht ist, wenn Verhaltenstherapie als unterstützende Maßnahme eingesetzt wurde (Wing, 1992). Ein wesentliches Merkmal dieser verhaltenstherapeutischen Maßnahmen ist, daß der Patient direkt zur Einübung von neuen Verhaltensweisen angeleitet und gezielt dabei unterstützt wird. Der Patient wird in die Lage versetzt mit eigener Überzeugung die erlernten Verhaltensweisen in die Praxis umzusetzen. Die persönliche Verantwortung des Patienten für die Umsetzung der Gewichtsmanagement-Programme im Rahmen der Selbstkontrolle wird in den Vordergrund gestellt. Es wird jedoch auch dabei deutlich, daß Verhaltenstherapie stets nur eine begleitende Maßnahme sein kann.

Bewegungstherapie

Die Gewichtsmanagement-Programme sollten jegliche Art von Bewegungssteigerung als Element ihres Behandlungsprogrammes enthalten. Es geht dabei nicht nur um die Erhöhung des Energieverbrauches, um damit die Bilanz zu verändern, sondern um die Minderung des im Hungerstoffwechsels hervorgerufenen Verlustes an Muskulatur. Damit kann das Absinken des Grundumsatzes verhindert werden (Seidell, 1995). Eine regelmäßige 1/2 bis einstündige Bewegung mit einer Pulsfrequenz von 180 minus Lebensalter insgesamt 3mal in der Woche wirkt sich erwiesenermaßen positiv auf die Reduzierung und insbesondere Stabilisierung des Körpergewichtes aus (Eckhout et al., 1986).

Medikamentöse Therapie

Ebenso wie die Verhaltens- und Bewegungstherapie sollte auch die medikamentöse Therapie nicht isoliert eingesetzt werden. Sie obliegt prinzipiell einer ärztliche Anordnung und Kontrolle. Der Einsatz von Medikamenten aus Quellen aller Art im Rahmen einer Selbstmedikation ist lebensgefährlich und strikt abzulehnen. Obskure Schlankheitspillen sind oftmals später als Scharlatanerie von Wunderheilern oder gefährliche Giftmischungen von Geschäftemachern enttarnt worden. In der Presse gab es darüber in den letzten Jahren gehäuft Berichte.

Die Medikamente zur Behandlung der Adipositas verursachen keine direkte Gewichtsabnahme, sondern unterstützen den Patienten, sich an die Vorschriften der Ernährungs-, Bewegungs- und Verhaltenstherapie zu halten. Sie kommen nur bei Patienten mit einem BMI >30 in Frage, bei denen die Gesamtheit ärztlicher Maßnahmen erfolglos blieb (Scottish Intercollegiate Guidelines Network, 1996; International Obesity Task Force, 1997). Es müssen jedoch eine Reihe von Ausschlußkriterien beachtet werden, die eine medikamentöse Therapie verbieten. Die Nebenwirkungen sind bei den verschiedenen Medikamenten unterschiedlich und können das Allgemeinbefinden der Patienten erheblich beeinflussen.

Die Darstellung der einzelnen Medikamentengruppen führt an dieser Stelle zu weit. Wichtig ist jedoch die Feststellung, daß Diuretika und Amphetamine nicht für die Behandlung der Adipositas in Frage kommen. Während sog. harntreibende Medikamente nur einen kurzzeitigen Wasserverlust als Erfolg auf der Waage feststellen können, führen Amphetamine als Appetitzügler zur Abhängigkeit, da sie den Zwang zur Dosissteigerung besitzen.

Magenballon – endoskopisch plaziert

Die Idee, bei Adipösen, die mit einem Unvermögen ein Sättigungsgefühl zu erreichen stets weiter an Gewicht zu nehmen, einen aufblasbaren Kunststoff-Ballon im Magen zu plazieren, erscheint genial.

Dennoch ist das Verfahren mit technischen Problemen behaftet, für eine Langzeitbehandlung wenig geeignet und kann durch den Patienten „ausgetrickst" werden. Der Vorteil liegt zunächst auf der Hand: Der Ballon kann ambulant durch eine Gastroskopie eingesetzt werden. Er ist auch in neueren Modellen in seinem Füllungszustand durch eine erneute Spiegelung nachstellbar (Hersteller. BioEnterics, USA). Die Patienten benötigen keine Narkose. Der Eingriff kann ambulant durchgeführt werden und dauert nur wenige Minuten.

Zu einem gewissen Prozentsatz platzen jedoch die Ballone. Sie verlieren dabei nicht nur ihre Wirksamkeit, sondern bergen die Gefahr des Darmverschlusses in sich. Der geplatzte Ballon wird durch den Verdaungstrakt via naturalis transportiert. Wenn er den Darm komplett verschließt oder sich einklemmt, so wird eine notfallmäßige Laparotomie notwendig. Da es sich jedoch in der Regel ja noch um extrem übergewichtige Patienten handelt, ist das Risiko einer solchen Notoperation für den Patienten nicht zu unterschätzen.

Weiterhin kann der aufgeblasene Ballon zu Erosionen der Magenschleimhaut führen. Diese Schäden wurden trotz vorbeugender Medikamentengabe beobachtet.

Als letzte Möglichkeit eines ausbleibenden Erfolges muß die Fähigkeit der Patienten genannt werden, den Ballon „auszutricksen". Diese Patienten, bei denen Eßverhaltensstörungen vorliegen, gelingt es durch geschickte Nahrungswahl und -vorbereitung auch unter den Bedingungen eines im Magen aufgeblasenen Ballons ihr Gewicht nicht nur zu halten, sondern weiter zu steigern. Als Extremform haben wir Patienten beobachtet, die verflüssigte Schokolade und Eis am Magenballon „vorbei" getrunken haben.

Aus den eigenen Erfahrungen halten wir den Magenballon als ein geeignetes Verfahren, um Patienten mit extremen Übergewichten von mehr als 200 kg auf eine Operation mit einem Magenband vorzubereiten. Als Dauerbehandlung kommt der Ballon nicht in Frage, zumal er mit längerer Liegezeit zu einem Anstieg der Komplikationen führt und gleichzeitig mit einem Funktionsverlust einhergeht. Für Patienten mit einer Gewicht von mehr als 200 kg wird die Operation sowohl auf laparoskopischen als auch auf herkömmlichen Wege schwierig, so daß mit einer Reduktion über einige wenige Monate der Eingriff dann reibungslos durchgeführt werden konnte. Wichtig ist jedoch nur, daß der Ballon nur eingesetzt wird, wenn eine Operation geplant ist. Wird der Ballon dann entfernt oder platzt, so muß sich unmittelbar die Operation anschließen.

Tabelle 5 Gewichtsangaben für Patienten mit einem Magenballon zur Vorbereitung auf eine Gastric-Banding Operation

Patient	Körpermasse in kg (Zeitdauer Wochen in Klammer)			
	vor Ballon	nach Ballon	präop.	3 Monate postop.
A	228	200 (12)	208	176
B	212	194 (10)	195	171
C	178	168 (12)	172	153
D	220	198 (14)	199	169
F	197	183 (8)	185	158
H	200	185 (8)	188	155
SA	176	165 (12)	167	140
S	178	160 (10)	165	139
ST	194	178 (12)	181	149

Als Ausnahmeregelungen kommen auch Patienten in Frage, für die ein zu hohes operatives Risiko besteht und der Ballon somit die allerletzte Möglichkeit darstellt. Tabelle 5 zeigt Beispiele einer erfolgreichen Vorbehandlung mit einem Magenballon.

Tabelle 5 zeigt, daß einige Patienten ihr Gewicht etwas reduzieren konnten. Einige nahmen nach Entfernung des Ballons sofort wieder zu. Daher sollte sich die Operation rasch anschließen. Die Gewichtsabnahme ist in den ersten 3 Monaten nach Gastric-Banding grundsätzlich wesentlich deutlicher, als nach der Ballonbehandlung.

3 Die Chirurgie der Adipositas

Voraussetzungen für die operative Behandlung der Adipositas

Um es gleich vorwegzunehmen: Die Operation steht immer am Ende der Überlegungen, wenn es um die Behandlung des Übergewichtes geht.

Sie ist auch an die Adipositas Grad III gebunden, wenn man von einzelnen Ausnahmen bei Patienten mit einem BMI von über 35 absieht.

Die chirurgischen Verfahren können auch dem Patienten lediglich das Übergewicht nehmen, die Krankheit und ihre Ursachen bleiben unangetastet.

Seit den 60er Jahren versuchen Chirurgen Verfahren anzubieten, um das Dilemma der erfolglosen Behandlungsversuche mit Diäten ein Ende zu bereiten. Die mit einem hohen Risiko behafteten Laparotomien waren jedoch gefürchtet. Durch die Entwicklung des minimal invasiv implantierbaren steuerbaren Magenbandes gewinnt die Chirurgie der Adipositas derzeit eine rasche Verbreitung. Um so mehr diese Behandlungsverfahren nun flächendeckend in der Welt angeboten werden, desto strenger müssen die Voraussetzungen für die Operation, die Technik und die Nachbehandlung der Patienten überprüft werden.

Die Entscheidung über die Operation ist keine einfache Angelegenheit.

Sie muß strengen Kriterien unterliegen. Darüber hinaus muß sie für jeden Patienten individuell erwogen werden.

Übersicht zu den herkömmlichen Operationsverfahren (Prinzipien)

Es sind vielfältige Versuche unternommen worden, um durch operative Maßnahmen der Adipositas Herr zu werden. Idealerweise sollten die chirurgischen Maßnahmen auf die Ursache der Adipositas gerichtet sein.

Diese liegt offenbar im Sättigungszentrum der Hirnanhangsdrüse und ist daher derzeit nicht erreichbar. Alle Verfahren zielen daher mehr auf das Symptom Übergewicht als auf die Ursache.

Folgende Prinzipien liegen den unterschiedlichen chirurgischen Techniken zugrunde:

Malabsorption (intestinaler Bypass)

Das Konzept war zunächst einleuchtend: Der Dünndarm als das Hauptorgan zur Aufnahme von Nährstoffen wird durch Verkürzung in seiner Aufnahmekapazität eingeschränkt (Abb. 7). Etwa 90 % der gesamten Länge des Dünndarms wurde ausgeschaltet. Belassen wurden etwa nur 36 cm des Jejunum und 10 cm des Ileum. Zunächst treten nach der Operation schwere Durchfälle auf, denn die Nahrung kann nicht durch den kurzen Rest von Dünndarm aufgenommen werden. Die Aufnahmekapazität des Darmes ist, wie eigene Untersuchungen vor 20 Jahren zeigen konnten, erheblich eingeschränkt (Abb. 8). Die Resorption erfolgt rasch. Aufgrund der kurzen Transitzeit gelangen vermehrt unverdaute und nichtresorbierte Nahrungsbestandteile in den Dickdarm. Es kommt daher zu Durchfällen. Innerhalb eines Jahres kann sich der „Restdarm" adaptieren und die Gewichtskurve beginnt sich zu stabilisieren (Weiner et al., 1978).

Die Ausschaltung des Darmes bietet im Gegensatz zur Entfernung der Darmabschnitte prinzipiell die Möglichkeit, eine normale Passage wieder herzustellen. Die Nebenwirkungen dieses Eingriffs war bei vielen Patienten gravierend. Durch die fehlende Aufnahme von lebenswichtigen Substanzen entwickelten sich Mangelzustände. Die Folgen waren vielfältig, wie Entkalkung der Knochen, Leberfunktionsstörungen bis hin zum Leberversagen und vieles andere mehr. Sehr häufig bildeten sich Oxalat-Stei-

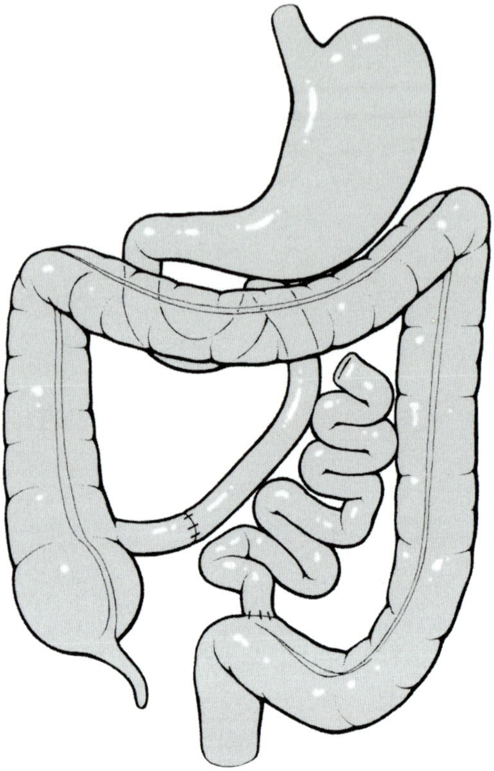

Abb. 7 Schema einer Dünndarm-Bypass-Operation zur Behandlung der morbiden Adipositas

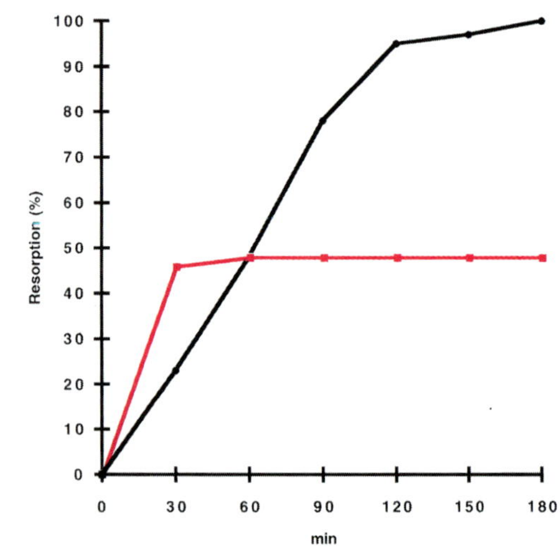

Abb. 8 Aufnahmekapazität des Dünndarms (Kohlenhydrat-Resorption [%]) nach intestinaler Ausschaltungsoperation wegen Adipositas (schwarze Kurve: Normalperson, rote Kurve: 12 Monate nach intestinalem Bypass)

ne in den Nieren, die zu urologischen Komplikationen führten. Diese Neigung zur Steinbildung ist in den Frühstadien durch Aufhebung der Darmausschaltung wieder rückgängig zu machen. Die Leberschäden waren dagegen bleibend und führten, falls keine Transplantation einsetzte, zum Leberversagen und Tod. Diese Komplikationen treten auch noch 10 oder 25 Jahre nach der Operation auf. Zurecht wurde die Frage gestellt, warum man aus einem gesundem Dikken einen kranken Dünnen machen sollte.

Generell werden Dünndarm-Bypass-Operationen heute strikt abgelehnt.

Einschränkung der Nahrungsaufnahme durch Behinderung von Verdauung und Resorption

Für extrem übergewichtige Patienten (Körpergewicht 225 % über Idealgewicht) wurde eine Operationstechnik entwickelt, bei der neben der Ausschaltung von Dünndarm aus der Nahrungspassage teilweise auch die Verdauungssäfte der Bauchspeicheldrüse aus der Passage durch den Dünndarm ausgeschaltet wurden. Damit wird neben der Resorption (Aufsaugung der Nahrungsbestandteile aus dem Darm in das Blut) auch die Verdauung (Spaltung der hochmolekularen Nahrungsbestandteile in niedrigmolekulare) eingeschränkt. Dieses Verfahren wird als „teilweiser biliopankreatischer Bypass" (Abb. 9) bezeichnet. Weltweit wird es nur noch selten eingesetzt. Die Nebenwirkungen sind ebenfalls erheblich und das Risiko bei extrem übergewichtigen Patienten ist nicht zu unterschätzen. Da das steuerbare Magenband heute auch bei diesen extrem übergewichtigen Patienten laparoskopisch eingepflanzt werden kann, wird heute kaum noch eine Notwendigkeit für den Einsatz dieser Technik gesehen.

Einschränkung der Nahrungszufuhr durch „Gastroplastik"

Nachdem die hohe Komplikationsrate nach Dünndarm-Bypass-Operationen auftrat, wurde das Konzept der Magenverkleinerung entwickelt. Im Jahre 1966 führte der Amerikaner Mason die ersten Eingriffe zur Beeinflussung der extremen Adipositas in die Chirurgie ein. Das Prinzip steht in einer Portionierung des Magens in zwei Teile. Ein extrem kleiner Teil am Mageneingang wird von dem größeren „Restmagen" abgetrennt (Abb. 10). Dieser Vormagen wird auch „Pouch" genannt.

Die Technik der operativen Veränderung des Magens durch senkrechtes Abnähen oder Klammern ist seit zwei Jahrzehnten in verschiedenen Modifikationen ein

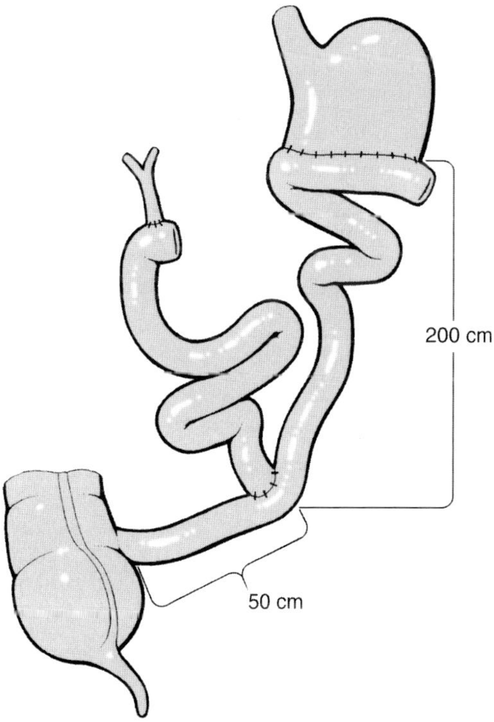

Abb. 9 Schema eines biliopankreatischen Bypass zur Behandlung der extremen Adipositas

Standardverfahren in der Adipositaschirurgie. Es wurde von Mason entwickelt und basiert auf dem Grundprinzip, die Nahrungszufuhr durch eine Verkleinerung des Reservoirs (Speicher) einzuschränken.

Dazu wird an der kleinen Magenkrümmung unterhalb des Mageneinganges mit Klammernahtgeräten ein Magenschlauch (Pouch) abgeklammert. Das Füllvolumen dieses Pouches sollte etwa 20 bis maximal 30 ml betragen. Der enge Verbindungskanal zwischen Pouch und Magen mit einem Durchmesser von nur etwa 12 mm muß jedoch mit einem Kunststoffnetz versehen werden, um eine Aufdehnung zu vermeiden. Diese Operation wird über eine Laparotomie durchgeführt.

Die Abklammerung des Magens stellt ein Risiko dar. Es kann zu Leckagen mit nachfolgender Peritonitis kommen. Zu einem bestimmten Prozentsatz gehen die Klammern nach einiger Zeit wieder auf und der Effekt der Operation geht verloren. Untersuchungen der Mayo-Klinik in den USA haben einen unbefriedigendes Langzeitergebnis bei diesem Verfahren konstatieren können. Nach 3 Jahren hatte nur noch 38 % der Patienten 50 % ihres Übergewichtes verloren (Nightengale et al., 1991). Ungeachtet der nicht überzeugenden Ergebnisse wird dieses Verfahren weltweit noch eingesetzt, da es als relativ sicher gilt und keine schweren Stoffwechselstörungen hervorruft, wie man sie von den Dünndarm-Ausschaltungen kennt.

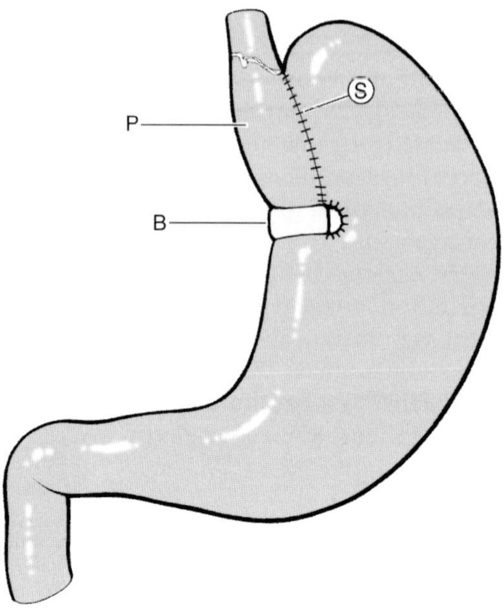

Abb. 10 Schema der „Gastroplastik"-Operation zur Behandlung der extremen Adipositas (P: Pouch, B: Band, S: Staplerreihe)

Kombination von Magenverkleinerung und „Dumping"

Das die alleinige Verkleinerung der Aufnahmekapazität des Magens durch Gastroplastik läßt es immer noch zu, daß die Patienten hochkalorische Flüssigkeiten zu sich nehmen. Diese besondere Gruppe von Patienten, die zwanghaft süße Flüssigkeiten zu sich nehmen, wird in der englischen Fachsprache auch als „Sweet-eater" („Sweeter") genannt.

In diesen Fällen kann speziell eine Technik eingesetzt werden, bei der nach dem Mageneingang der übrige Magen operativ abgetrennt wird und eine Dünndarmschlinge an den Vormagen angeschlossen wird (Abb. 11).

Es können dabei zwei Effekte erzielt werden: Zum einen wird die Nahrungsaufnahme für feste Nahrungsbestandteile eingeschränkt. Damit wird dem gleichen Prinzip entsprochen, wie bei der Gastroplastik oder auch dem steuerbaren Magenband. Zum anderen wird jedoch, falls entgegen der Ernährungsempfehlung hochkalorische Flüssigkeiten (z.B. Eiskrem) getrunken werden, ein sog. „Dumping" ausgelöst.

Dieses Dumping ist ein starkes Unwohlsein, verbunden mit Schweißausbrüchen und Kreislaufsensationen. Es wird durch den schnellen Einstrom und die Aufnahme von Glucose (Traubenzucker) in das Blut ausgelöst. Man kannte diese Nebenwirkung gelegentlich nach Magenteilresektionen. Die Patienten werden aufgrund dieser unangenehmen Nebenwirkungen nach Zufuhr von süßen (zuckerhaltigen) Speisen und Getränken dazu angehalten, dieses Verhalten von selbst einzustellen. Diese Symptomatik des „Dumping" bleibt mindestens für mehrere Jahre bestehen und stellt damit für die „Sweeter" ein speziell geeignetes Verfahren dar. Es ist natürlich eine „verstümmelnde" Operationstechnik, die durch Bauchschnitt ausgeführt werden muß. Spezielle Nebenwirkungen sind Mangelstörungen für Eisen und Vitamin B_{12}. Zur Verhütung einer Anämie müssen die Substanzen künstlich durch Injektion regelmäßig zugeführt werden. In den USA wird dieses Verfahren in verschiedenen Zentren heute vereinzelt noch ausgeführt. Eine größere Verbreitung ist ausgeblieben.

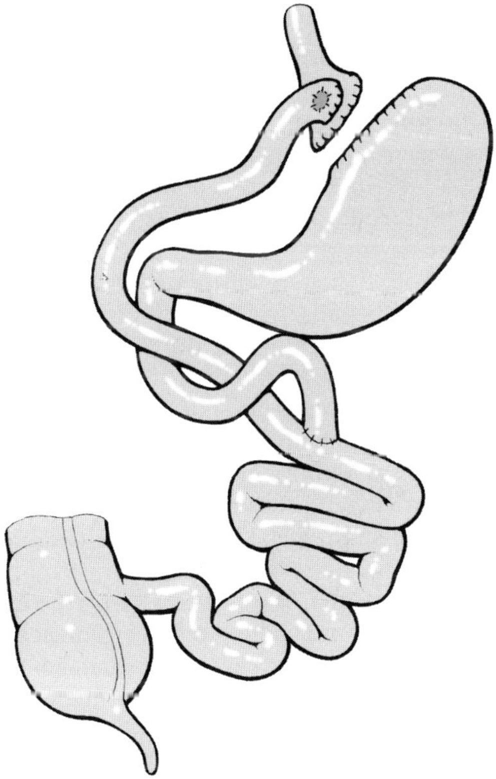

Abb. 11 Schema der operativen Kombination von Gastroplastik und Dumping zur Behandlung der extremen Adipositas bei „Sweet-eater"

IFSO-Kriterien

Die Internationale Gesellschaft für Chirurgie der Fettsucht (International Federation for the Surgery of Obesity: IFSO) hat auf ihrer 2. Tagung in Cancun (Mexiko) im Jahre 1997 Kriterien aufgestellt, die ein Chirurg erfüllen sollte, bevor er mit primären bariatrischen Eingriffe beginnt.

In dieser Erklärung der IFSO wird darauf hingewiesen, daß die Anforderungen an die Patientenselektion, Patientenaufklärung, kurz-, mittel- und langfristige Behandlunng und Betreuung bariatrischer Patienten sehr hoch sind. Dies erfordert beträchtliche Erfahrung und Urteilsvermögen, die am besten von einem erfahrenen bariatrischen Chirurgen erlernt werden. Folgende minimalen Standards sollten durch den Chirurgen erfüllt werden:

1. Anerkennung als Allgemein- oder Viszeralchirurg
2. Nachgewiesene Fortbildung in allen Aspekten der bariatrischen Chirurgie (Patientenbetreuung, Operationstechniken, postoperativer Follow-up) bei einem bariatrischen Chirurgen, der durch die IFSO oder einer durch die IFSO assoziierten Gesellschaft anerkannt wurde, oder es handelt sich um einen bariatrisch tätigen Chirurgen, der bereits 200 bariatrische Eingriffe und fünf oder mehr Jahre auf diesem Gebiet der Fettsuchtchirurgie tätig war.
3. Schriftliche Zertifikation des Weiterbildungsbevollmächtigten über die Fähigkeit der selbständigen Durchführung bariatrischer Eingriffe.
4. Kenntnisse der aktuellen bariatrischen Literatur, wie sie im *Journal for Obesity Surgery* enthalten ist.

5. Mitgliedschaft oder beantragte Mitgliedschaft in der IFSO oder einer durch die IFSO anerkannten nationalen Gesellschaft.
6. Teilnahme an zumindest einem Meeting der IFSO oder Operations-Kurs der IFSO oder ihrer angeschlossenen Gesellschaften.
7. Persönliche Verpflichtung zur notwendigen Betreuung und lebenslangem Follow-up seiner operierten Patienten.
8. Die Voraussetzungen der Institution, an der ein Chirurg bariatrische Eingriffe durchführt, müssen sowohl in instrumenteller und als auch sonstiger Hinsicht gegeben sein, um die Sicherheit der Patienten zu gewährleisten.

Die IFSO weist darauf hin, daß bei Reeingriffen ein entsprechend höheres Maß an Erfahrungen vorliegen muß, als bei primären bariatrischen Eingriffen.

In Deutschland wurde 1996 die „Deutsche Gesellschaft für Chirurgie der Adipositas" als nationale Sektion der IFSO gegründet. Alle bariatrisch tätigen Chirurgen sollten in dieser wissenschaftlichen Vereinigung Mitglied sein (Adresse s. Anhang).

Besonderheiten der laparoskopischen Chirurgie bei morbider Adipositas

Wie keine andere Gruppe von Patienten profitieren insbesondere adipöse Patienten von den Vorteilen des minimal invasiven Zuganges. Besonders die schnelle Mobilisation durch ein geringeres Trauma senkt das Risiko von pulmonalen Komplikationen. Schmale Inzisionen anstelle von breiten Laparotomiewunden verringern das Risiko von Wundheilungsstörungen und Narbenbrüchen. Diese Vorteile lassen sich bei allen laparoskopischen Eingriffen aufzeigen.

Es gibt jedoch auch Probleme: So erschweren adipöse Bauchdecken die Durchführung von Eingriffen, wodurch auch Gefahren entstehen. Die Beweglichkeit und damit die Taktilität der Instrumente kann eingeschränkt werden, wenn die Trokare nicht exakt in die Arbeitsrichtung plaziert worden sind. Robinson et al. (1998) haben in einer experimentellen Studie zeigen können, daß die sensorische Taktilität der Arbeitsinstrumente bei Achsenbewegungen mit zunehmender Fettschicht bis zu 96 % gemindert sein kann. Mit zunehmender Bauchdeckenstärke resultiert ein anwachsender Widerstand, wenn Instrumente aus der Zielrichtung der Trokarhülsen bewegt werden müssen. Dementsprechend ist der Plazierung von Trokaren bei adipösen Patienten eine große Aufmerksamkeit zu widmen. Extralange Trokare stehen für Standardtrokare (10 und 12 mm Durchmesser) im Bedarfsfall zur Verfügung. Die Miniaturisierung der Instrumente auf einen Durchmesser von 3 mm oder weniger, wie sie gegenwärtig bei vielen laparoskopischen Standardeingriffen vorgenommen wird, erscheint in der bariatrischen Chirurgie problematisch.

Adipöse haben oft eine ausgeprägte Steatosis hepatis. Die Vergrößerung des linken Leberlappens kann die Sicht auf das Operationsgebiet erheblich einschränken. Technische Weiterentwicklungen der Leberretraktoren haben die technischen Möglichkeiten zwar verbessert, aber noch keine vollauf befriedigende Lösung anbieten können. Die Verletzungsgefahr für die vulnerable Fettleber ist nach wie vor hoch.

Für die laparoskopische Chirurgie der Adipositas sind daher weitere technische Entwicklungen notwendig, um die Sicherheit des Eingriffs verbessern zu können.

4 Das verstellbare Magenband

Historischer Abriß

Der intestinale Bypass wurde in den 50er Jahren zur Behandlung der morbiden Adipositas eingeführt. Langzeitfolgen und letale Ausgänge haben diese Techniken obsolet werden lassen.

1966 führte Mason den Magen-Bypass ein. Die Verfahren zur Verkleinerung des Magenreservoirs wurden vielfach modifiziert und fanden weltweit eine Verbreitung. Eine Folgeentwicklung dieses Prinzips stellt schließlich auch das Magenband dar.

Das anpaßbare Magenband wurde von Lubomyr I. Kuzmak in den USA entwickelt. Er setzte dieses Verfahren 1983 erstmals ein und entwickelte es in den folgenden Jahren weiter. Bei dem Material handelte es sich zunächst um Dacron. Seit 1986 besteht das Band aus Silikon. Seine Wirkungsweise wird in diesem Buch ausführlich dargestellt.

Ähnlich wie bei der Gastroplastik wird ein kleiner Teil des Mageneinganges vom Hauptteil des Organs abgetrennt (Abb. 12). Diese Trennung erfolgt jedoch nicht „chir-

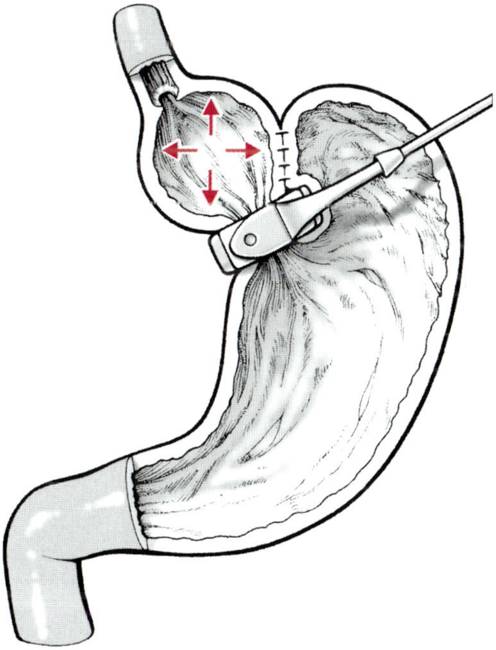

Abb. 12 Funktion des Magenbandes (die Füllung und Dehnung des Pouches erzeugen ein Sättigungsgefühl).

urgisch" durch Naht oder Klammerapparate, sondern durch Herumlegen eines aufblasbaren Bandes. Der Vormagen hat nur ein kleines Füllungsvermögen. Wird er mit wenig Nahrung gefüllt, so dehnt sich die Magenwand und erzeugt ein Sättigungsgefühl für den gesamten Magen.

Die entscheidenden Vorteile gegenüber den anderen Verfahren liegen in folgenden Punkten begründet:

1. Das Verfahren ist minimal invasiv (laparoskopisch) ausführbar.
2. Die Organe werden bei der Operation nicht verändert. Damit kann der Originalzustand im Bedarfsfall nach Explantation des Bandes wieder hergestellt werden.
3. Das Band ist von außen über ein Schlauchsystem steuerbar.

Die Funktion des steuerbaren Magenbandes wird im folgenden Abschnitt dargestellt.

Wirkungsprinzip

Die Funktion des steuerbaren Magenbandes unterscheidet sich von allen herkömmlichen Operationstechniken. Operationstechnisch ist der Eingriff komplett minimal invasiv ausführbar.

Durch die subkardiale Position des Bandes wird der Magen in zwei Anteile getrennt. Vor dem Band entsteht ein kleiner Vormagen, auch „Pouch" genannt. Das Band bildet ein Stoma, welches den Transport für die Nahrungsbestandteile in den Hauptmagen behindert. Der Hauptmagen verliert damit seine Speicherfunktion.

Durch eine Füllung und damit Dehnung des Pouches wird ein Sättigungsgefühl zentral ausgelöst. Die afferenten Signale sind offenbar humoraler Natur. Die Transmitter sind bislang nicht im Detail bekannt.

Vergleichbar mit der Inkretion von Gastrin bei Dehnung des Antrums werden Enterohormone freigesetzt. Die Dehnung findet jedoch nur dann statt, wenn der untere Ösophagussphincter eine ausreichende Kompetenz besitzt. Besteht hier eine Sphincterinsuffizienz, so wird die Nahrungsaufnahme zwar behindert, aber der gewünschte Sättigungseffekt wird beeinträchtigt oder bleibt ganz aus.

Ein kleiner Pouch von 15 ml Fassungsvermögen zeigt die besten Resultate und die niedrigste Komplikationsrate. Es ist jedoch wichtig, daß beim Kauen oder küchentechnisch die Nahrungsbestandteile zerkleinert werden, damit sie das Stoma passieren können.

Die Steuerbarkeit von außen ist ein entscheidender Vorteil. Damit kann regulativ eingegriffen und die Gewichtsabnahme über einen gewünschten Zeitraum sicher gesteuert werden. Außerdem kann bei Verlegung des Stomas dieses geöffnet werden. Die Gewichtsreduktion kann beliebig lang und oft ohne einen erneuten operativen Eingriff unterbrochen werden, wenn es erforderlich ist. Das trifft auch auf Schwangerschaften oder andere Situationen zu.

5 Laparoskopisches „Gastric Banding“ – Voraussetzungen

Patientenauswahl

Die strenge Auswahl der Patienten ist ein entscheidender Schlüssel für den Erfolg dieses Operationsverfahrens. Sie muß in letzter Konsequenz durch den Chirurgen, der den Eingriff vornehmen will, persönlich vorgenommen werden. Die alleinige Überprüfung formaler Voraussetzungen und der Operationsindikation nach erfolgter stationärer Aufnahme, wie sie bei anderen elektiven Eingriffen (z.B. Cholezystektomie) in einer gut organisierten Klinik möglich und auch üblich ist, reicht bei der Adipositaschirurgie allgemein nicht aus.

Bereits im Vorfeld der stationären Aufnahme muß der auf dem Gebiet der Adipositaschirurgie qualifizierte Chirurg im persönlichen Gespräch und nach klinischer Untersuchung die Entscheidung für oder gegen ein laparoskopisches Gastric Banding stellen.

Nach eigenen Erfahrungen kommen bei 1000 Anfragen von Patienten und behandelnden Ärzten etwa nur 600 aufgrund ihres Body-Mass-Index in die engere Wahl, d.h. Vorstellung in der Spezialsprechstunde.

Von 600 Patienten werden wiederum etwa 150 operiert. Die Selektionsrate liegt somit bei 15 % bezogen auf die Zahl der Interessenten und 25 % bezogen auf die Patientenzahl mit einem BMI im Indikationsbereich. Diese Zahlen korrelieren mit den Erfahrungen anderer Zentren. Retrospektiv muß man feststellen, daß unter den 150 Operierten trotz sorgfältiger Auswahl einige wenige Patienten darunter sind, wo man besser auf den Eingriff verzichtet hätte. Es handelte sich dabei um Patienten, deren Compliance sich in der weiteren Betreuung als unzureichend erwies. Eine präoperativ verschwiegene Bulimie-Vorgeschichte kann Probleme bereiten, wenn die Patienten artifiziell Erbrechen herbeiführen.

Die grundlegende und subtile Voruntersuchung der Patienten ist daher von entscheidender Bedeutung für den Erfolg des Eingriffs. Das intensive Vorgespräch führt, wenn die grundsätzlichen Indikationsvoraussetzungen gegeben sind, der Chirurg. Interdisziplinäre Gespräche zwischen Chirurgen, Internisten und Psychotherapeuten (NIH-Konsensus) schließen sich immer dann an, wenn einzelne Voraussetzungen nicht erfüllt sind oder offene Probleme bestehen. Eine generelle psychologische Voruntersuchung der Patienten kann nicht gegen derartige Therapieversager schützen. Einige Arbeitsgruppen (Heimbucher et al., 1998) bemühen sich um eine grundsätzliche psychosomatische Abklärung, ohne daß bislang Ergebnisse vorliegen, die eine solche Maßnahme rechtfertigen.

Die Mitwirkung von Internisten bei der Vorbereitung von Hochrisikopatienten mit einem Körpergewicht von mehr als 200 kg oder dem Vorliegen von zusätzlichen Erkrankungen ist notwendig.

Indikationen

Die Indikation für ein laparoskopisches Gastric Banding stellt die morbide Adipositas dar. Sie wurde durch die Metropolitan Live Insurance Company als Exzess-Übergewicht von 45 kg oder mehr zum Idealgewicht definiert.

Für die Indikationsstellung hat sich die Bezugnahme auf den Körpermassenindex (Body Mass Index: BMI) bewährt. Folgende Indikationen bestehen:

1. Patienten mit einem BMI >40 kg/m^2
2. Patienten mit einem BMI zwischen 35 und 39,9 kg/m^2 *und* Adipositas-assoziierte Erkrankungen, die durch eine Behandlung gebessert werden können.

Dabei müssen für beide Patientengruppen folgende Voraussetzungen erfüllt sein:

1. Adipositasanamnese >5 Jahre

Es muß sich dabei keineswegs um eine „stabile" Adipositas handeln. Durchaus können zwischenzeitliche Gewichtsreduktionen mit erneutem Anstieg des Körpergewichtes nach konservativen Therapiemaßnahmen (Jo-Jo-Effekt) in diesem Zeitraum aufgetreten sein.

2. Erfolglose konservative Therapieversuche unter ärztlicher Leitung von mehr als einem Jahr Dauer

(der Zeitraum der konservativen Therapiemaßnahmen muß dabei nicht zusammenhängend sein)

Die Operation steht am Ende aller Überlegungen. Damit ist gemeint, daß ernsthafte Behandlungsversuche mit herkömmlichen Maßnahmen unter ärztlicher Kontrolle unternommen wurden. Mit Ernsthaftigkeit ist die konsequente Durchführung von medizinisch renommierten Diät- oder Fastenprogrammen gemeint. Das trifft sowohl auf die veränderte Ernährungszufuhr, Bewegungsaktivität und Dauer der Therapie zu.

Nur stets wenige Tage mit einer Diät aus einer Frauenzeitschrift zu leben reicht für diesen Beleg keinesfalls aus. Die Gesamtdauer der konservativen Behandlungsversuche sollten mindestens 1 Jahr umfassen. Erst danach liegen die Voraussetzungen für eine Überlegung zu einem operativen Eingriff vor.

Entscheidend ist, daß sich die Patienten ihrer zwanghaften übermäßigen Nahrungszufuhr bewußt sind. Ein gewisser Leidensdruck ist für den Behandlungserfolg der Operation von Vorteil. Die Operation bringt nur dann einen vollen Erfolg, wenn es sich um den richtigen Patienten handelt. Zum Durchbrechen des Circulus vitiosus von Eßsucht – Fettsucht – Frust – Eßsucht bietet das steuerbare Magenband die gegenwärtig optimale Lösung.

3. Kooperativität des Patienten

Die Mitwirkung des Patienten und die Motivation zur Gewichtsabnahme sind entscheidende Voraussetzungen für einen vollen Behandlungserfolg. Sie müssen zur Veränderung ihres Eßverhaltens bereit sein und dabei bewußt eine Veränderung ihrer Lebensführung in Kauf nehmen. Die Einschränkung in der Mengenzufuhr und auch in der Nahrungsauswahl muß akzeptiert werden können. Durch diese Zwänge eröffnen sich jedoch andererseits ganz neue Horizonte im privaten und beruflichen Leben. Endlich ist wieder Sport möglich, man kann sich im Freibad wieder sicher bewegen, die Kleidung kann in normalen Geschäften gekauft und bewußt getragen werden. Selbstsicherheit kehrt wieder und vieles andere im beruflichen und privaten Leben verändert sich.

Kooperativität beinhaltet auch, daß nach erfolgreicher Operation auch über Jahre regelmäßig Kontakt mit der Klinik gehalten wird.

Psychiatrische Erkrankungen, bei denen die Einsicht in die Krankheit und die Fähigkeit zur aktiven Mitarbeit eingeschränkt ist, schließen eine operative Intervention aus

Problematisch ist daher auch die Indikation zur Operation bei Kindern, die ebenfalls nicht die Voraussetzungen für eine kooperative Mitwirkung erfüllen.

Alkoholkrankheit und weitere Suchtkrankheiten (Drogen, Medikamente) schließen ebenfalls eine operative Behandlung grundsätzlich aus, da die Kooperativität fehlt oder nicht kalkuliert werden kann und die Risiken damit unangemessen steigen.

Kontraindikationen

Absolute Kontraindikationen

- Fehlende Compliance (Unfähigkeit oder Unwilligkeit der aktiven Mitarbeit und der Befolgung von ärztlichen Anordnungen)

- Chronisch-entzündliche Erkrankungen des oberen Gastrointestinaltraktes (z.B. Ulkuskrankheit). Die langzeitige Druckwirkung des Magenbandes auf den Magen läßt eine ulzerative Wirkung bei diesen prädisponierten Patienten befürchten.

- „Sweet-eater" (Patienten, die sich zwanghaft Süßigkeiten zuführen. Das Stoma des Magenbandes ist für Flüssigkeiten ungehindert passierbar. Der Konsum süßer Getränke (Coca Cola, flüssiges Speiseeis) läßt einen Therapieeffekt bei dieser Patientengruppe vermissen. Der Magen-Bypass mit seinen Dumping-Nebeneffekten ist bei diesen Patienten in Erwägung zu ziehen. Ein Gastric-Banding ist hier ein klare Fehlindikation. Die Patienten sind daher sehr sorgfältig und geschickt zu befragen, da die Betroffenen über diesen Tatbestand oftmals vorinformiert sind und sich dennoch die Lösung ihres Problem durch ein Magenband versprechen.

- Morbus Crohn. Der Morbus Crohn kann im Gegensatz zur Colitis ulcerosa alle Abschnitte des Verdauungstraktes (von der Zunge bis zum Anus befallen und stellt daher eine Gegenanzeige dar. Das trifft auch zu, wenn zum aktuellen Zeitpunkt keine Entzündungsaktivität vorliegt.

- Chronisch konsumierende Erkrankungen (Krebs, Tuberkulose, AIDS). Der chronisch katabole Zustand dieser Erkrankungen verbietet es, den Patienten einem Hungerstoffwechsel auszusetzen, der den Krankheitsverlauf negativ beeinträchtigen kann.

• Alkohol- und Drogenabhängigkeit. Die fehlende Kooperativität Suchtkranker verbietet die Durchführung eines solchen Verfahrens solange, wenn sie nicht vom Psychiater/Psychologen als „clean" eingestuft wurden. Auch danach können diese Patienten Probleme bereiten und sollten nur gemeinsam mit entsprechenden Fachkollegen geführt werden.

• Kongenitale Fehlbildungen des oberen Gastrointestinaltraktes (Stenosen). Anomalien im oberen Gastrointestinaltrakt stellen nicht nur operativ ein Problem dar, sondern sie sind wegen ihrer pathophysiologischen Auswirkung nur schwer abzuschätzen, so daß diese Patienten ausgeschlossen werden sollten.

• Schwangerschaft (inklusive geplante Schwangerschaft innerhalb der nächsten 2 Jahre). Der katabole Zustand aufgrund der Nahrungsrestriktion stellt ein nicht sicher abzuschätzendes Risiko für die Entwicklung des Ungeborenen dar. Erst wenn sich die Patientin in einem Gleichgewicht befindet (konstante Gewichtskurve bei physiologischer Ernährung) sollte eine Schwangerschaft geplant werden.

• Allergien auf das Implantatmaterial. Allergien auf Silikon-Festmaterial sind extrem selten. Eine sorgfältige Allergieanamnese ist dennoch unabdingbar. Im Zweifelsfall sollten Testungen vorgenommen werden.

• Portale Hypertension mit Ösophagusvarizen und angeborene intestinale Teleangiektasie. Bei diesen Patienten ist ein zu hohes intra- und postoperatives Blutungsrisiko vorhanden.

• Zu hohes Operationsrisiko. Das Risiko einer Operation in Allgemeinnarkose muß vertretbar sein. Diese Aussage klingt einfach, ist in der Praxis sehr schwer abzuschätzen. Bei adipösen Patienten finden sich oftmals eine Vielzahl von Neben- und Folgeerkrankungen der Adipositas, die das allgemeine Risiko nachhaltig beeinflussen. Die Belastungsfähigkeit des Herz-Kreislauf-Systems und der Lungen sind bei vielen Patienten mit einem Körpermassenindex von über 40 eingeschränkt. Eine genaue Voruntersuchung der einzelnen Körperfunktionen ist daher unerläßlich, um das Risiko einigermaßen abschätzen zu können. Durch zielgerichtete Vorbehandlung lassen sich einige Voraussetzungen durchaus bessern. Dazu zählt vielfach auch die Atemtherapie. Andere allgemeine Risiken, wie die Neigung von schwer übergewichtigen Personen zu Lungenembolien lassen sich dagegen nur schwer kalkulieren. Liegt das Risiko bei einer gründlichen internistischen Voruntersuchung sehr hoch und kann nicht durch vorbereitende Maßnahmen gesenkt werden, muß von der Operation abgeraten werden.

Relative Kontraindikationen

• Alter unter 18 Jahre. Bei Kindern und Jugendlichen wird allein aus rechtlichen Gründen eine operative Behandlung der Fettsucht in vielen Ländern nicht durchgeführt. Die Führung von Kindern und Jugendlichen kann zudem problematisch sein. Die exakte Abklärung der Ursachen und die konsequente konservative Behandlung in Zentren steht bei diesen Personen im Vordergrund. Es gibt jedoch auch Europa erfahrene Fettsuchtchirurgen, die im Zusammenwirken mit anderen Fachdisziplinen unter Abwägung aller Aspekte die Indikation für eine chirurgische Therapie der Adipositas bei Patienten unterhalb des 18. Lebensjahres gestellt und über positive Erfahrungen berichtet haben (Hell, 1998).

• Alter über 65 Jahre. Auch jenseits des 50. Lebensjahres profitieren unseres Erachtens die Patienten weniger von einem operativen Eingriff, so daß die Entscheidung allgemein bereits in dieser Altersgruppe sehr streng gestellt werden sollte. Jenseits des 65. Lebensjahres wird die operative Behandlung als ungeeignet angesehen. Einzelfallentscheidungen wird es nach reiflicher und interdisziplinärer Indikationsstellungen im Ausnahmefall geben können. Die Gründe für die Altersbegrenzung sind: Zum einen haben sich die Folgeerkrankungen der Adipositas manifestiert, zum anderen steigt das allgemeine Risiko für einen operativen Eingriff erheblich an. Es muß stets berücksichtigt werden, daß auch Folgeeingriffe im Rahmen der Gewichtsreduktion notwendig werden können, die dann in noch höheren Lebensjahren mit einem erhöhten allgemeinen Risiko durchgeführt werden müßten. Die kosmetischen Probleme können aufgrund des mit dem Alter nachlassenden Hautturgors besonders gravierend sein und sind nur mit aufwendigen plastischen Eingriffen befriedigend zu lösen.

Der allgemeine Leitsatz lautet: „Wenn Adipositaschirurgie, dann frühzeitig nach Ausschöpfung aller anderen Maßnahmen".

- Chronische Medikation mit Aspirin und anderen nicht-steroidalen anti-entzündlichen Medikamenten. Effekte auf die Magenschleimhaut bei diesen Medikamenten lassen bei einer dauernden Druckbelastung Erosionen und möglicherweise Arrosionen befürchten. Sie sollten entweder abgesetzt, durch andere Pharmaka ersetzt oder der Patient von einer Operation ausgeschlossen werden.

- Gastroösophageale Refluxkrankheit (>Grad I). Der gastroösophageale Reflux wird durch ein Magenband meist zunächst gebessert. Eine Inkompetenz des unteren Ösophagussphinkters läßt jedoch bei einigen Patienten das Bild einer Achalasie (vergleichbar mit dem Krankheitsbild des Kardiospasmus) entwickeln. Der distale Ösophagus wird zum Nahrungsreservoir. Die Gewichtsabnahme findet dennoch statt, obwohl der typische Sättigungsgefühl ausbleiben kann.

  Die Langzeitfolgen dieser Ösophagusdilatation lassen sich gegenwärtig noch nicht abschätzen (siehe Kapitel „Offene Fragen").

- Psychische Instabilität. Die Führbarkeit der Patienten muß dauerhaft gegeben werden. Eine Stabilität psychischer Erkrankungen zum Zeitpunkt der Operation allein reicht nicht aus.

- Voroperationen im linken Oberbauch. Während „offene" Operationen im Unter- und Mittelbauch (z.B. Appendektomie, Hysterektomie u.a.), sowie im rechten Oberbauch (z.B. Cholezystektomie) keine Kontraindikationen darstellen, müssen Operationen im linken oberen Quadranten des Abdomens (Magenoperationen, Hiatoplastik, Splenektomie u.a.) als erhöhtes operatives Risiko angesehen werden, die möglicherweise eine laparoskopische Ausführung beeinträchtigen oder verhindern können. Vorausgegangene Dünndarm-Bypass-Operationen zeigen selten Verwachsungen im Operationsgebiet der hiatalen Region und stellen keine Kontraindikationen für ein laparoskopisches Gastric-Banding dar. Im eigenen Krankengut fanden sich 4 Patienten nach vorausgegangenen bariatrischen Eingriffen mit Dünndarmausschaltung und späterer Reanastomosierung, denen problemlos ein Magenband implantiert werden konnte. Unübersichtliche Verhältnisse im Situs, die sich laparoskopisch nicht ausreichend darstellen lassen, zwingen zur Konversion (s. Kapitel 9).

Voraussetzungen seitens des Chirurgen

Es sind durch jeden Chirurgen, der operative Behandlungsverfahren zur Therapie der Adipositas einsetzt, bestimmte Voraussetzungen zu erfüllen. Die explosionsartige Verbreitung von laparoskopischen Operationstechniken hat die Internationale Föderation für die Chirurgie der Fettsucht (IFSO) veranlaßt, Kriterien festzulegen, die jeder Chirurg vor der Ausführung bariatrischer Eingriffe erfüllen sollte.

Grundlage dieser Forderung ist der Wunsch nach einer längerfristigen Qualitätssicherung für Patienten bei bariatrischen Eingriffen.

Die IFSO räumt ein, daß ein operativ tätiger Allgemeinchirurg operationstechnisch prinzipiell in der Lage ist, die primären bariatrischen Eingriffe durchzuführen. Wie in allen anderen Teilgebieten der Chirurgie, hängt die Operationssicherheit und Effektivität der chirurgischen Eingriffe von der Erfahrung des auf diesem Gebiet arbeitenden Chirurgen ab. Die IFSO weist darauf hin, daß die Patientenselektion ebenso wie Patientenaufklärung, die kurz-, mittel- und langfristige Behandlung und Betreuung bariatrischer Patienten sehr kompliziert ist. Dieses erfordert beträchtliche Erfahrung und Urteilsvermögen, die am besten von einem erfahrenen und routinierten Adipositaschirurgen erlernt werden sollte.

Hierzu fordert die IFSO vor selbständiger Durchführung primärer bariatrischer Eingriffe, daß der Chirurg die auf der 2. IFSO-Tagung 1997 aufgestellten Kriterien erfüllen sollte (s. Abschnitt IFSO-Kriterien).

Die IFSO weist darauf hin, daß die bariatrischen Reeingriffe ein noch weitaus komplexeres und komplizierteres Problem darstellen. Hier sind neben wesentlich mehr Erfahrung in primärer bariatrischer Chirurgie besondere Kenntnisse der chirurgischen Optionen, Risiken, Vorsichtsmaßnahmen sowie Komplikationen und Konsequenzen notwendig.

Es ist zweifelsfrei ein Problem für jeden interessierten Viszeralchirurgen mit ausreichender laparoskopischer Erfahrung bei anderen anspruchsvollen Oberbaucheingriffen (z.B. Fundoplikation, Kardiomyotomien u.a.) nun auch diesen Anforderungen gerecht zu werden.

Unbestritten ist jedoch die entscheidende Grundvoraussetzung eine intensive Beschäftigung mit der Problematik der Adipositaschirurgie und ihrem bedeutsamen Umfeld (Patientenselektion, Patientenführung und Nachsorge) sowie eine umfassende Hospitationstätigkeit in erfahrenen Zentren.

Die ersten eigenen Eingriffe sollten unter Anleitung eines Erfahrenen stattfinden. Es ist bei dem laparoskopischen Gastric Banding zu empfehlen, daß zunächst mit weiblichen Patienten begonnen wird, deren Körpermasse 140 kg nicht wesentlich übersteigen. Männer sind allgemein schwieriger zu operieren (längere Strecken für Instrumente bei hoher Thoraxapertur, Fettverteilungsmuster). Mit zunehmender Erfahrung kann die Grenze des Körpergewichtes bei der Auswahl der Patienten für eine Operation nach oben verlagert werden.

Voraussetzungen seitens der Klinik

Nicht nur der Patient und der Chirurg, sondern auch die Klinik, in der solche Eingriffe durchgeführt werden sollen, muß über bestimmte Voraussetzungen verfügen. Der Grund liegt in dem hohen Risiko, das mit der Operation bei diesen Hochrisikopatienten verbunden ist. Folgende Kriterien sollten erfüllt sein:

- OP-Einrichtungen (Transport, OP-Tisch), die für Patienten mit extremen Gewichten zugelassen sind (meist Belastungsgrenze bei 130 kg)

• Intensivtherapieeinheit (Nachbeatmungsmöglichkeit)
• Röntgeneinrichtung mit Durchleuchtungsmöglichkeiten für extrem schwergewichtige Personen (Bandeinstellung)
• Ambulanz (mit Spezialwaage bis 300 kg, mit speziell stabilen Wartestühlen!)
• Rufbereitschaftsdienst mit Chirurgen, die in der Diagnostik und Therapie von Komplikationen ausgebildet sind)

Es ist wichtig darauf hinzuweisen, daß in Abhängigkeit vom aktuellen Körpergewicht die maximalen Belastbarkeiten von technischen Einrichtungen überprüft werden müssen, um Verletzungen der Patienten und des Personals zu verhindern.

Patientenvorbereitung

Die Vorbereitung der Patienten auf den operativen Eingriff entspricht weitgehend der aller übrigen Patienten, die sich einem elektiven Eingriff unterziehen.

Die präoperative Körperreinigung ist ein besonderer Schwerpunkt, da extrem adipöse Patienten häufig nässende Hautaffektionen in Falten, speziell unter den Mammae und im Bauchbereich aufweisen. Diese sollten bereits im Vorfeld der stationären Aufnahme behandelt werden, da sie die Infektionsgefahr erhöhen. Nässende Wunden im Nabelbereich werden ebenfalls behandelt. Sie können jedoch während des operativen Eingriffes mit Klebefolie abgedeckt werden, da die Nabelregion nicht für eine Trokarplazierung benötigt wird.

Nahrungsrestriktion am Abend vor dem Eingriff, abführende Maßnahmen und Prämedikation unterscheiden sich nicht von anderen elektiven laparoskopischen Eingriffen.

Aufklärung

Die Aufklärung der Patienten in Vorbereitung eines laparoskopischen Gastric Banding stellt einen besonderen Schwerpunkt der ärztlichen Arbeit dar. Sie hat bereits im ambulanten Vorfeld zu erfolgen und ist bei stationärer Aufnahme zu wiederholen. Komplett vorgefertigte Vordrucke bergen generell die Gefahr, daß sie dem Patienten nur zum Lesen und Unterschrift vorgelegt werden. Wir verwenden zwar einen eigens für dieses Operationsverfahren entwickelten Aufklärungsbogen, der dem Patienten bereits beim letzten ambulanten Vorstellungsgespräch ausgehändigt wird. Es hat sich als günstig erwiesen, sich diese Aufklärung, die Aushändigung des Materials gemeinsam mit einer Erklärung über die Notwendigkeit und Bereitschaft einer fortlaufenden ärztlichen Betreuung durch die operierende Klinik durch Unterschrift bestätigen zu lassen.

Unmittelbar am Tag vor der Operation wird der Patient nochmals ausführlich über Ziel und Art des Eingriffs, Risiken und Komplikationen aufgeklärt. Diese Aufklärung wird nochmals handschriftlich niedergelegt und von Arzt und Patienten mit Unterschrift bestätigt.

Grundsätzlich ist die Laparotomie (Konversion) in die Aufklärung miteinzubeziehen. An Risiken und Komplikationsmöglichkeiten sollten aufgeführt werden: Verletzung von Magen, Leber und Milz und weiteren Organen, Blutung, Infektion, Thrombose, Embolie.

Die Möglichkeit einer notwendigen Transfusion von Blut und Blutderivaten gehört ebenfalls in die Aufklärung.

Im besonderen Maße muß der Patient darauf hingewiesen werden, daß in einer zu beziffernden Häufigkeit Folgeoperationen einschließlich der Bandexplantation wegen Arrosion oder Slippage auch zu einem späteren Zeitpunkt notwendig werden können. Immer wieder ist auf die grundlegende Veränderung der Ernährungsweise hinzuweisen.

Entscheidend ist, daß ein umfassendes Aufklärungsgespräch rechtzeitig vor dem Eingriff, am besten mehrfach durchgeführt wurde. Diese Gespräche sind exakt zu dokumentieren. Der Patient sollte am Abend vor dem Eingriffs stets noch einmal gefragt werden, ob er noch Fragen zu diesem Eingriff hat. Auch diese Antwort sollte in den Krankenunterlagen dokumentiert werden.

Weitere spezielle Fragen, die dem Patienten im Vorfeld oder im weiteren Behandlungsverlauf beantwortet werden müssen, sind im Kapitel 12 dargestellt worden.

Präoperative Diagnostik

Die minimal erforderliche präoperative Diagnostik beinhaltet folgende Positionen:

- Thorax-Röntgen
- EKG
- Lungenfunktion
- Gastroskopie oder Röntgendarstellung des Ösophagus und Magens
- Blutuntersuchungen

Grundsätzlich ist das aktuelle Körpergewicht auf einer bis 300 kg zugelassenen elektronischen Waage zu erfassen. Patientenangaben sind ohne Wert.

Bei dem Nachweis einer Hiatushernie, Refluxösophagitis und/oder paraösophagealen Hernie ist die komplette Funktionsdiagnostik des unteren Ösophagussphincters (UÖS) durchzuführen. Bei einer vollständigen Inkompetenz des UÖS sollte den Patienten die Durchführung dieses Operationsverfahrens abgeraten werden.

Fotodokumentation

Grundsätzlich sollten die Patienten vor dem Eingriff einer Fotodokumentation unterzogen werden. Es werden Ganzkörperaufnahmen in unbekleidetem Zustand von vorn, seitlich und von hinten durchgeführt (Abb. 13 und 14). Diese dienen nicht nur der Dokumentation des späteren Operationserfolges, sondern sind bei der Planung plastisch-kosmetischer Eingriffe wichtig.

Diese Aufnahmen sind unter Verschluß in der Klinik aufzubewahren.

Narkose

Das laparoskopische Gastric Banding wird in der überwiegenden Mehrzahl der Fälle in Allgemeinnarkose durchgeführt. Prinzipiell ist auch eine Regionalanästhesie möglich. Die Anästhesie bei extremer Adipositas hat ein potentiell hohes Risiko. Durch den Anästhesisten sind einige Besonderheiten zu beachten, die bei morbider Adipositas von klinischer Relevanz sind. Dazu zählen:

1. Veränderungen in der Atemfunktion

Der Sauerstoffverbrauch und die Kohlendioxid-Produktion ist bei Adipositas erhöht. Daraus resultiert eine erhöhte Atemarbeit. Die funktionelle Residualkapazität ist erniedrigt, wodurch Ventilations- und Perfusionsstörungen mit einer Hypoxämie resultieren können. Diese Veränderungen können Ausgangspunkt für ein Adipositas-Hypoventilations-Syndrom und eine Schlafapnoe sein. Die Veränderungen des pulmonalen Gasaustausches unter den Bedingungen eines Pneumoperitoneums sind stärker ausgeprägt, als bei Normalgewichtigen. Gelegentlich kommt es zu einer signifikanten Zunahme des venoarteriellen Shunts mit einem Abfall der Sauerstoffsättigung. Es kann daher sinnvoll sein, eine PEEP-Beatmung durchzuführen oder die inspiratorische Sauerstoffkonzentration zu erhöhen (Croizer, 1993).

2. Herz-Kreislauf-Veränderungen

Arterielle und pulmonale Hypertonie sind bei Adipositas besonders häufig. Das trifft auch auf Rhythmusstörungen und Koronarerkrankungen zu, die im Gefolge des metabolischen Syndroms entstanden sind. Bei der Anlage des Pneumoperitoneums ist ein Abfall des kardialen Output mit ansteigendem Gefäßwiderstand und arterieller Hypertension in Betracht zu ziehen.

3. Gastrointestinale Besonderheiten

Eine hohe Nüchternsekretion des Magens (mehr als 25 ml) und ein pH-Wert des Mageninhaltes von weniger als 2,5 erhöhen das Risiko einer gefährlichen Aspiration mit nachfolgenden pulmonalen Komplikationen.

Perioperative Antibiotikaprophylaxe

Die perioperative Antibiotikaprophylaxe erfolgt regelmäßig. Sie wird bei Narkoseeinleitung als Single-shot-Dosis appliziert. Die Dosierung richtet sich streng nach dem aktuellen Körpergewicht.

Sämtliche Portinfektionen traten im eigenen Patientengut während der ersten 86 Eingriffe auf, bei denen keine Antibiotikaprophylaxe durchgeführt wurde. Diese in-

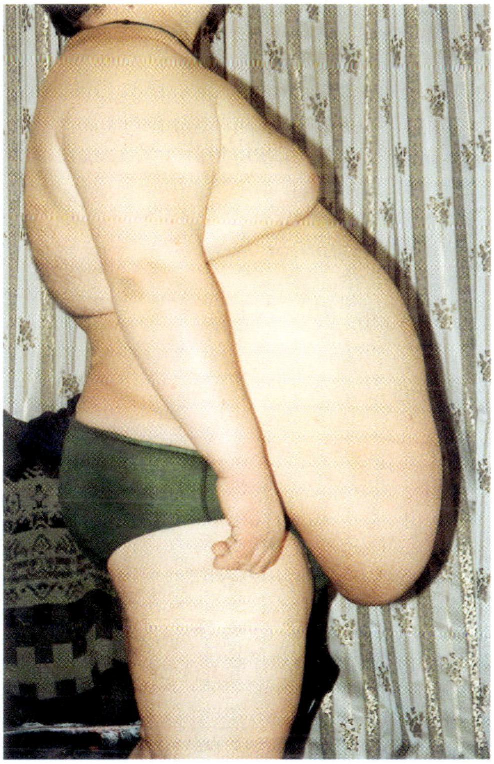

Abb. 13 Fotodokumentation vor der Operation

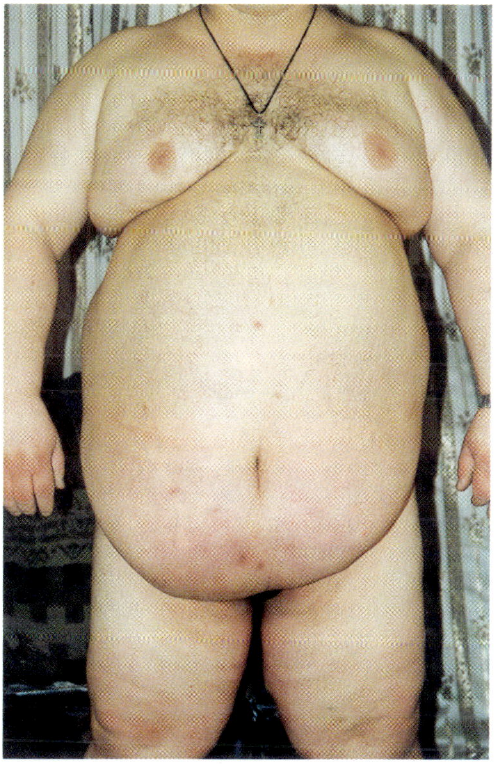

Abb. 14 Fotodokumentation vor der Operation

fektiösen Komplikationen waren für uns Anlaß, jeden Eingriff mit einer Kombination von Baypen/Clont „abzudecken". Gleichzeitig führten wir die prinzipielle Drainage des Portlagers ein.

Bei einer Allergieanamnese (Penicilline) setzten wir alternativ Ciprobay ein. Durch die konsequente Durchführung dieser prophylaktischen Maßnahmen konnten wir bei den folgenden mehr als 100 Eingriffen bislang keine infektiöse Komplikation mehr beobachten.

Andere Autoren (Kunath et al., 1998) verzichten bei einer Infektionsrate von 3 % auf die Durchführung einer perioperativen Antibiotikaprophylaxe.

Lagerung des Patienten

Der Patient wird mit gespreizten Beinen auf den Rücken gelagert (Synonyme: „Französische Anordnung", Lithotomie-Position oder Steinschnittlagerung). In den meisten Kliniken wird die Lagerung erst nach Einleitung der Narkose durchgeführt. Bei extremen Formen der Adipositas kann jedoch die aktive Mitwirkung des Patienten notwendig sein, so daß durchaus die Narkoseeinleitung in Lithotomie-Position erfolgen kann.

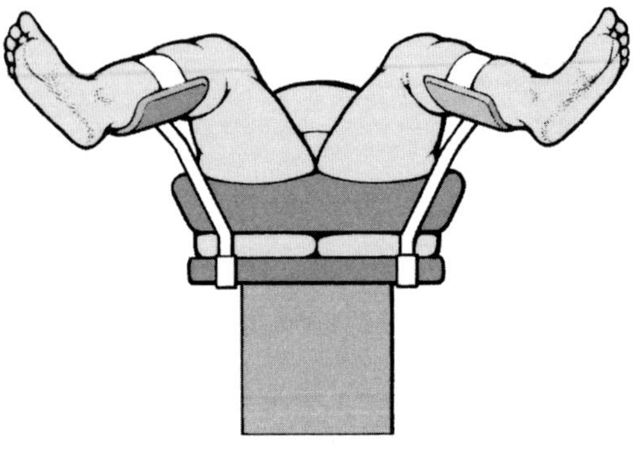

Abb. 15 Lagerung des Patienten für eine Magenband-Operation (Steinschnittlagerung und Sicherung durch Brett gegen ein Verrutschen bei extremer Anti-Trendelenburg-Position)

Die Lagerung schwergewichtiger Patienten bedarf besonderer technischer Voraussetzungen und Erfahrungen. Die technischen Einrichtungen müssen für das aktuelle Gewicht des Patienten zugelassen sein. Hier beginnt bereits ein Problem für viele Krankenhäuser.

Weiterhin muß während der Operation eine extreme Hochlagerung des Oberkörpers ausgeführt werden, damit die Fettdepots des Bauches und des Bauchraumes nach unten sinken, um eine optimale Sicht auf das Operationsgebiet am Mageneingang zu ermöglichen. Hier entsteht sofort die Gefahr des Verrutschens von Patienten. Antirutschmatten und Gurtfixierungen reichen bei Patienten mit einem Gewicht von mehr als 130 kg meist nicht aus. Einmal ins Rutschen gekommen, könnte dann eine schwergewichtige Person nicht mehr gehalten werden. Es droht somit Verletzungsgefahr für Patient und Personal. Aus diesem Grunde haben wir die Beinhalterungen des Patienten mit einem starken Brett gegen ein Verrutschen gesichert (Abb. 15). Die Lagerung in Beinschalen schützt nicht nur den Patienten vor eventuellen Lagerungsschäden, sondern ermöglicht auch dem Operateur in einem günstigen Arbeitswinkel für die Operation zwischen den abgespreizten Beinen des Patienten Platz zu nehmen (vgl. Abb. 21).

6 Band-Typen

LAP-Band nach Kuzmak

Das LAP-Band wurde von Kuzmak in den USA entwickelt und wird weltweit durch die Firma BioEnterics Inc. vertrieben. Es wurde zunächst in offener Technik eingesetzt und in den letzten Jahren für eine laparoskopische Implantation technisch verändert. Es steht in zwei Abmessungen zur Verfügung.

Technische Daten

Das Prinzip des steuerbaren Magenbandes beruht auf der Kombination eines aufblasbaren Magenbandes mit einem angeschlossenen Kammersystem (Abb. 16). Das Band (Fachausdruck: LAP-Band) ist 13 mm breit und bildet im geschlossenen Zustand einen Ring mit einem Innendurchmesser von 9,75

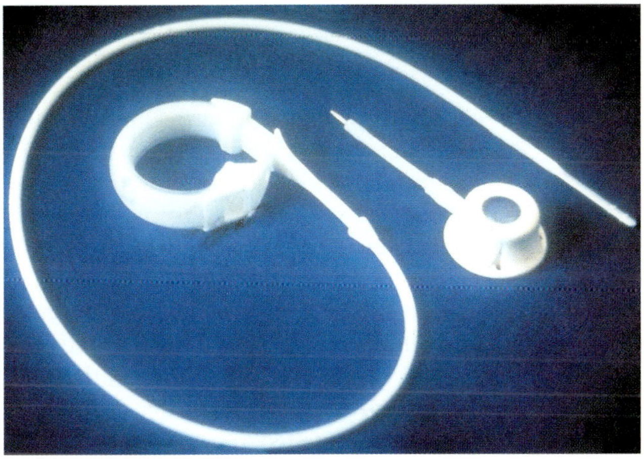

Abb. 16 Kuzmak-Band (LAP-Band)

bzw. 10,0 cm. Es wird aus gewebeverträglichem Silikon-Elastomer hergestellt. Viele Menschen bekommen bei dem Wort Silikon heute einen Schreck und denken an die Probleme bei Brustimplantaten. Hier besteht keinerlei Zusammenhang und keine Gefahr. Es handelt sich nicht um flüssiges Silikon, wie es bei Brustimplantaten eingesetzt wurde und schwere Nebenwirkungen hervorgerufen hat, sondern um festes elastisches Kunststoffmaterial, wie es bei vielen anderen Produkten in der Medizin heute ohne Probleme verwendet wird. Der Körper entwickelt gegenüber diesem Material extrem selten Fremdkörperreaktionen. Es wird als körperfremdes Material innerhalb kürzester Zeit von einer bindegewebigen Hülle umgeben und verbleibt reaktionslos im Organismus.

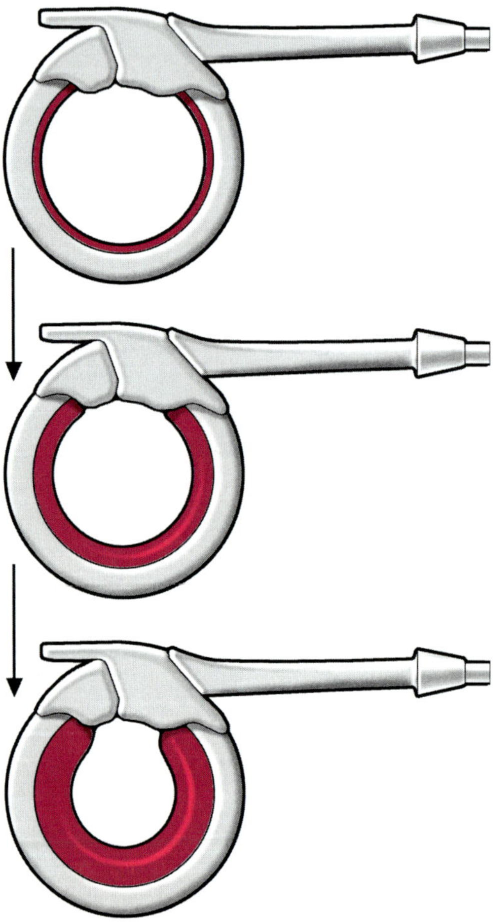

Abb. 17 Stomaveränderung durch Füllen des aufblasbaren inneren Anteils

Die innere Oberfläche des Bandes ist aufblasbar (Abb. 17). Je nach Füllungszustand ändert sich der innere Durchmesser des Bandes. Diese Veränderbarkeit des inneren Durchmessers bedingt auch die Steuerbarkeit des Durchlasses (Stoma).

Zum Schließen des LAP-Bandes verfügt das System über einen speziellen Verschlußmechanismus. Er verhindert das unbeabsichtigte selbständige Öffnen des Magenbandes. Das Band wird mit der Steuerkammer (Port) durch ein 50 cm langes Silikonband verbunden. Dieses Band ist im Röntgen darstellbar.

Die Kammer (Port) wird während der Operation in die Bauchdecke eingepflanzt und erlaubt durch eine stufenlose Flüssigkeitsfüllung eine Steuerung des Magenbandes. Das Reservoir für die Flüssigkeit besteht aus Titan und einem speziellen Plastik-Septum. Es hält hohen Drücken stand und erlaubt bis zu 1000 Punktionen mit einer Spezialnadel (Abb. 18), ohne daß ein Funktionsverlust auftritt. Das Material Titan behindert im Gegensatz zu Stahl nicht spätere Untersuchungen, wie Computer- oder Kernspintomographien.

Prinzip

Die Wirkungsweise des Bandes besteht in der Separierung von Vormagen (Pouch) und Restmangen. Beide werden durch ein im Durchmesser steuerbares Stoma, welches das Band erzeugt, verbunden. Das Band erlaubt die Bildung eines Pouches mit einem Fassungsvermögen von nur 15 ml. Durch Füllung und Dehnung des Pouches wird ein Sättigungsgefühl erzeugt. Die Patienten müssen lernen, bei eintretender Sättigung das Essen einzustellen.

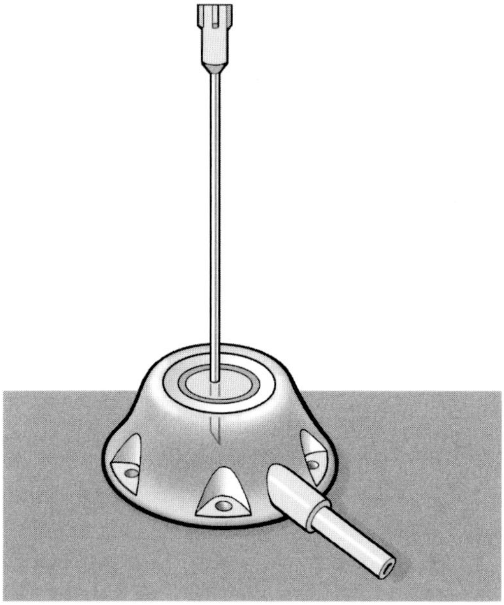

Abb. 18 Portkammer wird mit Nadel punktiert

Diese Steuerung des Bandes erfolgt durch eine Punktion des Ports mittels einer sehr dünnen Spezialnadel (vgl. Abb. 18). Diese ist 89 mm lang und sehr dünn (20 Gauge). Zunächst muß diese Punktion unter Röntgendurchleuchtung erfolgen, da aufgrund der fettreichen Bauchdecken ein Auffinden des Ports sonst nicht möglich ist. (Abb. 19 a und b). Vor jeder Punktion der Portkammer unter Durchleuchtung sollte sich nochmals die Röntgenmorphologie der Portkammer vergegenwärtigt werden. Durch Einfüllen von Flüssigkeit in die Portkammer wird nach dem Prinzip eines geschlossenen hydraulischen Systems über den Verbindungsschlauch auch das Band gefüllt. Mit steigendem Füllungsvolumen wird der auffüllbare Teil des Bandes weiter aufgeblasen und der Durchmesser des Bandes verringert sich.

Später, nach erfolgreicher Gewichtsabnahme kann die Portkammer auch ertastet werden und die Hilfe des Durchleuchtungsgerätes wird nicht mehr benötigt.

Die Möglichkeit der Steuerung des Banddurchmessers ist ein entscheidender Vorteil des Verfahrens. Bei zu rascher Gewichtsabnahme kann das Band etwas geöffnet werden. Bei unzureichendem Sättigungsgefühl kann es auch enger gestellt werden. Auf die einzelnen Möglichkeiten der „Bandblockung" (Füllen des Bandes mit Flüssigkeit) und des „Entblockens" (Ablassen der Flüssigkeit) soll später noch genauer eingegangen werden.

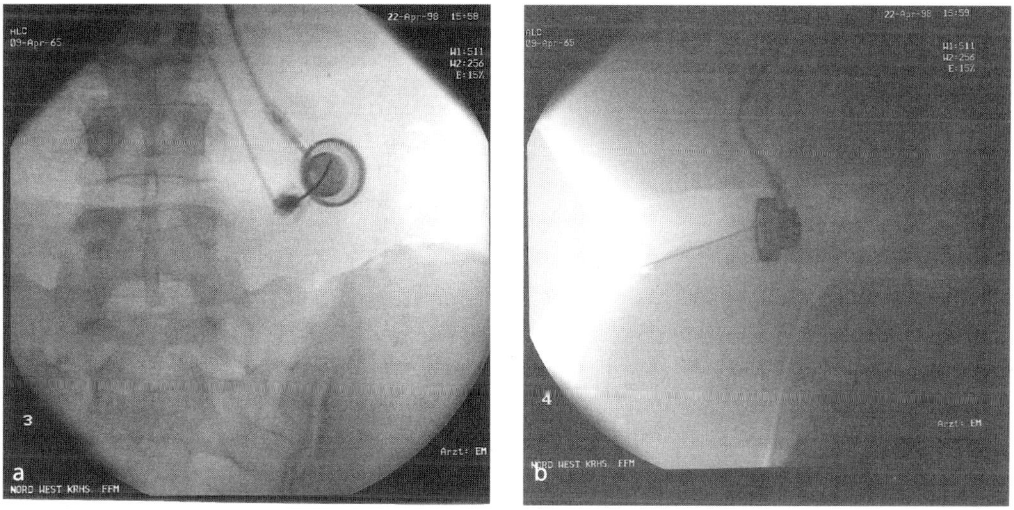

Abb. 19 a,b Portkammer-Punktion unter Röntgen-Durchleuchtung (a a.-p.-Aufnahme, b seitliche Aufnahme)

„Schwedisches Band"

Dieses Band ist als „Swedish Adjustable Gastric Banding" (SAGB) patentiert und wird von der Schweizer OBTECH Medical AG vertrieben.

Es wurde zuerst in Schweden seit 1984 zunächst in offener Technik als „Gastric Banding" und im Rahmen der vertikalen Gastroplastik eingesetzt.

Technische Daten

Das Band besteht aus einem zweischichtigen Silikon-Band, welches mit einem Dacron-Netz verstärkt wird. Ein Silikonballon kleidet die innere Oberfläche aus (Abb. 20). Der Ballon ist mit einem Schlauchsystem verbunden, der an ein Port-Kammer angeschlossen wird. Da das Schlauchsystem kürzer als beim Kuzmak-Band ist, wird häufig eine Fixation der Portkammer auf dem Sternum oder dem Rippenbogen ausgeführt. Das Füllvolumen sollte 8,5 ml nicht überschreiten. Höhere Füllvolumina sind zwar möglich, jedoch erhöhen sie die Gefahr einer späteren Arrosion.

Der Stomadurchmesser kann mit einer Variabilität von 0 bis 30 mm (Forsell et al., 1993) weiter als beim LAP-Band verändert werden.

Prinzip

Dem Prinzip des Gastric Banding entsprechend wird ein Pouch gebildet, der nach heutigen Kenntnissen möglichst klein (z.B. 15 ml) sein sollte.

Die Festlegung der Bandlokalisation erfolgt allein aufgrund der Abstandsmessung zum Hiatus, wodurch Variationen in der Pouchgröße auftreten können. Ist der Abstand weniger als 3 cm resultiert ein Pouch von 15–60 ml. Beträgt die Distanz 3–5 cm, so muß mit einem Füllvolumen von 60–100 ml gerechnet werden (Forsell, 1995). Zur Erzielung eines funktional optimalen Pouches, muß daher das Band sehr nahe an die Kardia plaziert werden.

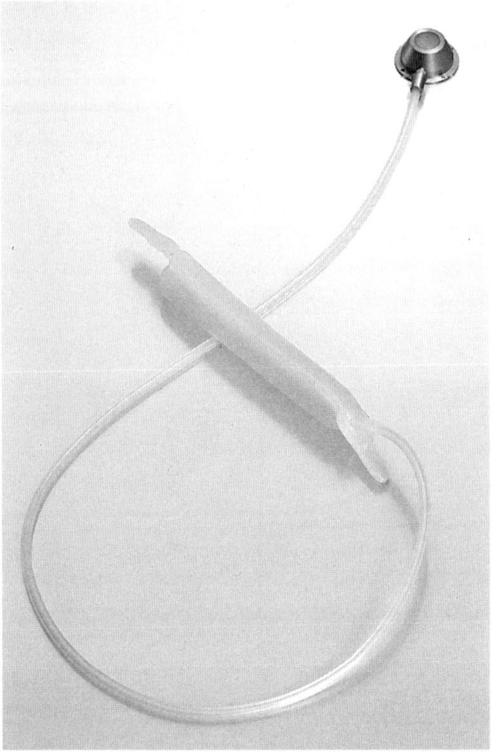

Abb. 20 „Schwedisches Magenband" (SAGB)

Beim SAGB werden sämtliche Strukturen im Bereich der kleinen Kurvatur mit eingeschlossen, so daß sämtliche sich im Kurvaturbereich befindlichen Aufzweigungen des N. vagus einschließlich des N. Latarjet eingeschlossen und dauerhaft komprimiert werden.

Plagiate

Fast vergleichbar mit der Modebranche treten nach erfolgreicher Einführung eines Produktes Plagiate auf. Während die von der Industrie auf dem Markt eingeführten Produkte entsprechende Normen genügen und durch Studienserien getestet sind, erfüllen die Nachbildungen diese Qualitätskriterien nicht.

Technische Daten

Detaillierte technische Daten über Plagiate liegen nicht vor. Es handelt sich um „Nachbauten" bekannter Magenbänder, die ohne entsprechende Prüfkriterien auf den Markt gebracht werden.

Prinzip

Das Prinzip entspricht dem der oben beschriebenen Bänder. Teilweise wurden als Neuerungen Befestigungen am Band selbst konstruiert, um eine Befestigung am Magen zu ermöglichen. Welche Auswirkungen und Gefahren diese technische Veränderungen mit sich bringen, ist bislang unbekannt.

Bewertung der Bänder

Annähernde gleiche Funktionsprinzipien lassen das Kuzmak-Band und das SAGB als geeignete Magenbänder für ein Gastric Banding bewerten. Vergleichende Studien zwischen den beiden Bändern auf der einen Seite und konventionellen Verfahren auf der anderen Seite haben die Effektivität der Methode eindeutig nachweisen können. Vergleichende Studien zwischen beiden Bändern fehlen bislang. Über Plagiate fehlen klinische Studien.

Für eine laparoskopische Implantation weist das Kuzmak-Band Vorteile auf, was die Handhabbarkeit anbelangt. Ein geringerer Bandquerschnitt erfordert nur einen schmalen retrogastrischen Kanal. Der Verschlußmechanismus ist laparoskopisch einfach zu handhaben. Die Kalibration und die Gastrotensometrie erlauben eine sichere Kreation eines konsequent kleinen 15 ml fassenden Pouches, der für die regelrechte Gewichtsabnahme und die niedrige Komplikationsrate von Bedeutung ist.

Das SAGB besitzt dagegen eine größere Variabilität in der Steuerung des Stomadurchmessers. Weiterhin ist die dauerhafte Kompression des N. Latarjet durch das SAGB in der Langzeitauswirkung ungeklärt.

Plagiate sind prinzipiell nicht zu empfehlen, da sie keinen wissenschaftlichen Prüfungen unterzogen wurden.

7 Operative Technik – Kuzmak-Band

Instrumentarium

Die Implantation des Magenbandes macht es erforderlich, daß ein adäquates Sortiment an Instrumenten vorhanden ist. Im nachfolgenden wurde in Form einer Übersicht das Sortiment zusammengestellt, welches in unserer Klinik eingesetzt wird. In Klammern wurden die Durchmesser und alternativen Instrumente aufgeführt. Bei entsprechender Technik werden in der Regel keine extralangen Trokare oder Instrumente benötigt. Extra lange Trokare sollten jedoch vorhanden sein, falls die Bauchdeckendicke es verlangt. Der Präparationshaken sollte als einziges Instrument extra lang sein.

- Veres-Nadel
- Trokare: 5 (zzgl. ein 18-mm-Trokar)
- Leberretraktor (5 mm oder 10 mm)
- Faßzangen (5 mm)
- Kelly-Klemme (5 mm)
- Articulating Dissector (10 mm) („Einführhilfe" für das Band) oder biegbare Faßzange (5 mm)
- Präparationshaken (Ultraschalldissektor mit Sichelklinge 40° oder Dissektionsklinge 60° 10 mm oder elektrischer Haken, monopolar 5 mm)
- Nadelhalter 2 (5 mm)
- Closing Tool, Verschlußinstrument (10 mm)

Für die Portkammer-Implantation:

- scharfe Haken, groß
- Langenbeck-Haken lang

Anordnung des Operationsteams

Die Anordnung des Operationsteams ist weitgehend weltweit einheitlich. Prinzipiell steht der Operateur zwischen den gespreizten Beinen des Patienten (Steinschnittlagerung). Der kameraführende Assistent steht auf der linken Seite des Patienten. Grundsätzlich kann auch ein automatisches und sprachgesteuertes Kamerasystem eingesetzt werden.

Der zweite Assitent steht, falls er nicht durch einen Fixationsarm am Operationstisch für den Leberretraktor ersetzt wird, rechts neben dem Patienten (Abb. 21).

Die Position des Monitors ist am Kopfende des Patienten. Wird nur ein Monitor verwendet, so hat es sich bewährt, diesen am linken oberen Kopfende des Patienten zu plazieren. Damit haben Operateur und Kameramann eine gute Sicht. Unter Verwendung eines Projektionssystems kann das Bild auf einer sterilen Tafel auf der Thoraxvorderwand gesehen werden. Diese Möglichkeit ist ergonomisch am günstigsten.

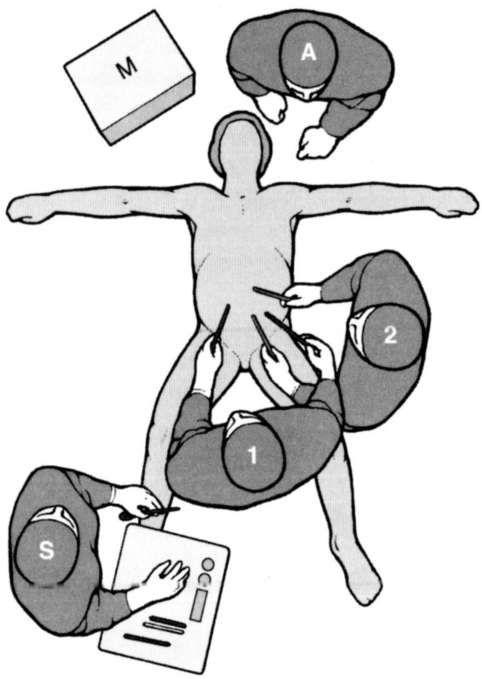

Abb. 21 Anordnung des Op-Teams (1: Operateur, 2: „Kameramann", 3: Schwester, A: Anästhesist, M: Monitor)

Vorbereitung des Magenbandes

Das LAP-Band wird steril verpackt geliefert. Es wird, nachdem die sichere Möglichkeit der Einpflanzung während der Operation feststeht, fachgerecht durch eine OP-Schwester geöffnet und der instrumentierenden Schwester übergeben. Dazu muß der Operateur ausdrücklich die Order geben. Der richtige Zeitpunkt der Öffnung des Verpakkung ist deshalb so wichtig, da ein einmal eröffnetes Band nur während dieser Operation eingesetzt werden kann. Eine nochmalige Sterilisation und ein späterer Einsatz beim gleichen oder bei einem anderen Patienten ist nicht statthaft. Warum ist dieses Vorgehen notwendig? Es kann sich durchaus in seltenen Fällen während der Operation herausstellen, daß eine Implantation des Magenbandes nicht möglich oder vertretbar ist. Wird beispielsweise bei der Inspektion der Bauchhöhle zufällig ein Tumorleiden entdeckt, so ist die Einpflanzung eines Magenbandes nicht gerechtfertigt. Gleiches trifft auf intraabdominale Infektionen zu, die das Einbringen eines Implantates verbieten. Das kostenintensive Band wäre verloren. Es gibt durchaus auch weitere seltene Gründe, auf die Einpflanzung zugunsten der Sicherheit des Patienten zu verzichten. Diese Situationen werden sehr selten auftreten, dennoch muß mit solchen Variationen gerechnet werden.

Die instrumentierende Schwester überprüft gemeinsam mit dem Chirurgen die äußerliche Unversehrheit und Vollständigkeit des Materials. Danach wird das Lap-Band über das Schlauchsystem mit steriler Kochsalzlösung gefüllt und „luftleer" gemacht. Zur Füllung mit Flüssigkeit wird eine Spezialkanüle mitgeliefert, die exakt in das Schlauchsystem paßt. Nachdem sich nach mehrfacher Spülung keine Luftblasen mehr im System befinden, wird das Bandende mit einer speziellen zum System gehörigen Kunstofflasche verschlossen, die einen konisches Titanansatz besitzt.

Nach der Bandspülung wird auch die Portkammer „luftleer" gemacht. Dazu wird mit einer langen dünnen Spezialnadel, die sich ebenfalls in der Originalpackung des Bandes befindet, eine Kochsalzspülung vorgenommen. Dazu muß die Portkammer nach unten zeigen, damit die Luft nach oben aus dem Schlauchansatz entweichen kann.

Operationsschritte

Anlegen des Pneumoperitoneums

Das Anlegen einer Gasfüllung des Bauchraumes stellt jedoch bei adipösen Bauchdecken ein technischen Problem dar. Ein herkömmliches Vorgehen mit Anlage des Pneumoperitoneums nach Anheben der Bauchdecken ist nicht einsetzbar, da bei diesem Vorgehen lediglich die Fettschichten gestreckt und damit der Abstand Hautoberfläche und Bauchhöhle weiter vergrößert wird. Die sog. „offene Laparoskopie", bei der unter Sicht zwischen Haltfäden der Zugang zur Bauchhöhle unter Sicht dargestellt wird, ist ebenfalls wenig geeignet, da in der Regel größere Schnitte bei Bauchdeckentiefen bis zu 20 cm Tiefe notwendig werden, die anschließend nicht mehr ausreichend gegen einen Gasverlust abdichten. Die Operation ist dann laparoskopisch kaum noch ausführbar. Aus diesem Grunde hat sich international die Punktion mit der Veres-Nadel im linken oberen Quadranten des Bauches in der sog. „Doppel-Klick-Methode" durchgesetzt.

Achtung: Grundsätzlich wird die Anlage des Pneumoperitoneums und die Plazierung des ersten Trokars beim flachliegenden Patienten (Tisch 180°) durchgeführt. Bei einer Anti-Trendelenburg-Position sinkt die Leber nach kaudal und kann somit verletzt werden. Erst nach Anlegen des Pneumoperitoneums und nach Plazierung des ersten Zuganges wird der Tisch schrittweise geneigt. Dabei ist darauf zu achten, daß sowohl der Patient nicht auf dem Tisch rutscht, als auch die Anschlußkabel (Lichtkabel, Kamerakabel, Gasschlauch) genügend Spielraum besitzen. Gleiches gilt für die sterile Abdeckung.

Die intraabdominalen Ruhedrücke sind bei Adipösen erhöht. Druckanzeigen von bis 8 oder 9 mmHg sind noch normal. Schwere Bauchdecken machen oftmals auch eine höhere Druckbegrenzung notwendig, als sie bei Normalgewichtigen gewählt wird.

Trokar-Positionen

Die Positionierung der Trokare ist wie bei keiner anderen Operation der entscheidende Schlüssel zum Erfolg der Operation. Stimmen Ort und Richtung der Trokare nicht, kann der Eingriff unmöglich werden. Im Gegensatz zu normalen Bauchdecken lassen sich die Trokare in den adipösen Bauchdecken nicht mehr in ihrer Achsenrichtung verändern. Dieser Umstand muß berücksichtigt werden. Weiterhin muß dem Platzmangel im fettreichen Bauchraum, der Steatosis hepatis (besonders bedeutsam: linker Leberlappen) und der unterschiedlichen Bauchdeckenstärke in verschiedenen Regionen Rechnung getragen werden. Weit lateral plazierte Trokare müssen größere Schichten durchdringen, um in die Bauchhöhle zu gelangen (Abb. 22).

Grundsätzlich lassen sich scharfe und stumpfe Trokare voneinander unterscheiden. Letztere finden weltweit zunehmend Verbreitung, weil die Verletzungsgefahr beim Einbringen der Systeme durch die Bauchdecke deutlich gesenkt werden kann.

Besonders lange Trokare werden selbst bei dicksten Bauchdecken nur selten benötigt, wenn der Zugang besonders hoch, daß heißt direkt unterhalb des Rippenbogens und des Brustbeins gewählt wird. Sie sollten jedoch vorrätig sein, denn die Bauchdeckendicke ist präoperativ ohne bildgebende Verfahren schwer abzuschätzen.

Es werden unterschiedliche Trokaranordnungen beschrieben. Aus eigener Erfahrung hat sich folgende Anordnung bewährt, die weitgehend der Anordnung entspricht, wie sie bei der laparoskopischen Fundoplikation eingesetzt wird. Der Unterschied besteht lediglich in den mehr nach kranial verlagerten Positionen der epigastrischen Arbeitstrokare.

Merke: Grundsätzlich sollte die Trokarplazierung schrittweise und unter Sicht der Kamera durchgeführt werden. Nachdem der Ersttrokar plaziert wurde, wird der Patient in Anti-Trendelenburg-Position gelagert.

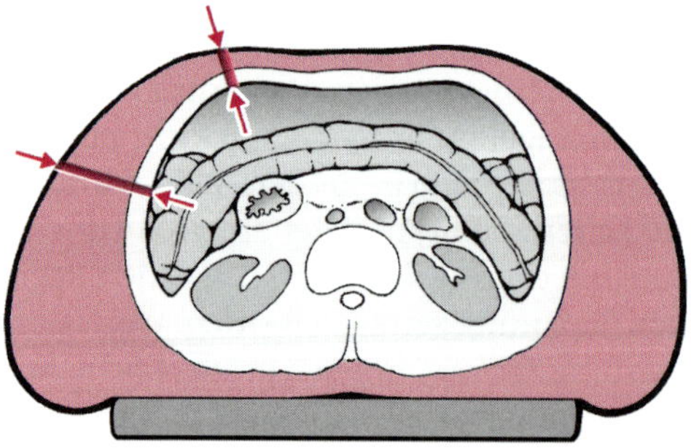

Abb. 22 Trokarpositionen und Bauchdeckenstärke

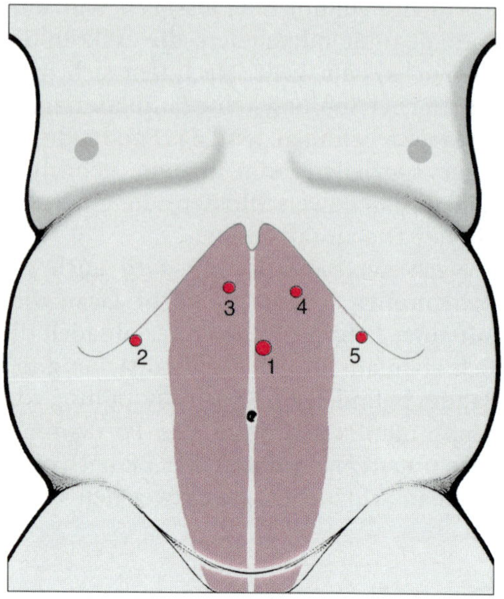

Abb. 23 Trokarpositionen im Oberbauch

Folgende Anordnung hat sich bewährt (Abb. 23):

Position 1: Spanne zwischen Daumen und Zeigefinger unterhalb des Xyphoid (Kameraposition bei Winkeloptik)

Position 2: Im rechten Oberbauch zur Einführung des Leberretraktors (für linken Leberlappen)

Position 3: Im Epigastrium oberhalb des linken Leberlappens in Richtung auf den rechten Rippenbogen (Arbeitskanal)

Position 4: Wie Position 3, jedoch in Richtung auf den linken Rippenbogen und mit mindestens 10 cm Abstand (Arbeitskanal)

Position 5: Unterhalb des linken Rippenbogens (Arbeitskanal, z.B. Babcock zum Halten des Magens)

Auf folgende Besonderheiten sollte bei der Plazierung geachtet werden:
Nach Plazierung des Trokars in der Position 2 sollte zunächst die Leber mit dem Retraktor angehoben werden. Dabei entscheidet sich in Abhängigkeit von der Größe des lin-

ken Leberlappens, wo sich die Positionen 3 und 4 zu befinden haben. Bei einer sehr großen Leber empfiehlt es sich nach der Position 2 zunächst die Position 5 zu besetzen.

Mit Hilfe eines stumpfen Instrumentes kann die Positionierung des linken Leberlappens auf dem Leberretraktor unterstützt werden.

Bei extremen Lebervergrößerungen kann diese Position auch durch einen zweiten Leberretraktor besetzt werden.

Die Arbeitstrokare im Epigastrium (Positionen 3 und 4) sollten nicht nur auf das Operationsgebiet zielen, sondern auch einen optimalen Arbeitswinkel und Abstand zu einander haben, damit sie problemlos für die bimanuelle Arbeit zu gebrauchen sind. Die Verwendung von zusätzlichen Trokarpositionen ist möglich. Es muß jedoch darauf geachtet werden, daß im unmittelbaren Operationsgebiet keine Störungen durch Interferrenzen der Trokare und Instrumente verursacht werden.

Alternative Trokarpositionen: Bei nicht übermäßiger Vergrößerung des linken Leberlappens kann die Position 2 auch subxyphoidal gewählt werden. Detaillierte Beschreibungen wurden von Belachew et al. (1993) und anderen Autoren gegeben. Mit dieser Anordnung kann die Leber im hiatalen Bereich ebenfalls gut zurückgehalten werden. Bei einer Lebervergrößerung können sich hier jedoch erhebliche Schwierigkeiten ergeben.

Darstellung des Operationsfeldes

Die Operation beginnt zunächst mit der Exploration der Bauchhöhle. Dazu wird eine 30°-Winkel-Optik (wahlweise auch 45°) über die Trokarposition 1 in die Bauchhöhle eingeführt. Prinzipiell ist auch die Verwendung einer 0°-Optik möglich. Sie muß dann aus verschiedenen Trokarpositionen eingesetzt werden.

Zuerst wird nach Verwachsungen und krankhaften Veränderungen Ausschau gehalten. Diese Kontrolle aller sichtbaren Organe sollte so weit wie möglich immer eingangs der Operation durchgeführt werden, um eventuell vorhandene zusätzliche Erkrankungen zu erkennen. Die Bauchspiegelung gibt die einmalige Gelegenheit eine Reihe von Organen unter Sicht zu kontrollieren. Bei den adipösen Patienten wird diese Möglichkeit meist durch Fettansammlungen innerhalb der Bauchhöhle erheblich eingeschränkt. Nachdem alle Organe inspiziert wurden, wird zunächst der linke Leberlappen mit einem Halter angehoben, damit die Sicht auf den Mageneingang möglich wird (Abb. 24). Bei vielen Patienten ist im Rahmen der Überernährung eine Fettleber entstanden, die zu einer erheblichen Vergrößerung des Organs geführt hat. Die Möglichkeit, den linken Leberlappen zurückzuhalten, ist jedoch entscheidend für den Erfolg einer laparoskopischen Implantation. Der Leberretraktor (Position 2) ist nur unter Sicht zu plazieren und sorgfältig einzuführen, da es meist um eine Steatosis hepatis mit entsprechender Vulnerabilität der Leber handelt. Bei extremer Vergrößerung des linken Leberlappens kann der Leberretraktor auch von links (Trokarposition 5 oder zusätzliche Trokarposition) eingesetzt werden.

Vielfach ist der Magen von Fettansammlungen verdeckt, so daß mit einer Faßzange der Magen und die subkardiale Region erst freigelegt werden müssen.

Festlegen der Dissektionsebene

Erst nachdem eine freie Sicht auf den Hiatus oesophagei möglich ist, empfiehlt es sich, eine Kalibriersonde in den Magen einzuführen und nach Auffüllen des Ballons mit 25 cm^3 Flüssigkeit bis in den unteren Ösophagussphinkter zurückzuziehen.

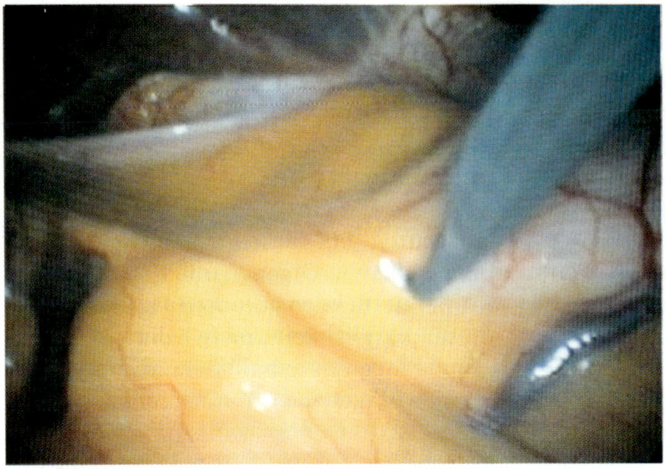

Abb. 24 Blick auf den Situs (hiatale Region)

Vor Auffüllen des Ballons muß man sich jedoch davon überzeugen, daß die Sondenspitze im Magen und nicht im Ösophagus liegt (Abb. 25). Dazu macht sich gelegentlich das Bewegen der Tube notwendig.

Auf dem Scheitelpunkt des Ballons sollte kleinkurvaturseitig mit der Präparation begonnen werden (Abb. 26). So ist gewährleistet, daß später ein virtueller Pouch mit einem Fassungsvermögen von 15 ml resultiert. Dementsprechend sollte hier eine Markierung am Fett der kleinen Kurvatur erfolgen. Der Abstand zum Hiatus sollte etwa 2 cm betragen und kann sicherheitshalber mit einem Taststab, der Zentimeter-Markierungen aufweist, nachgemessen werden.

Die primäre Verwendung eines mit 15 ml gefüllten Ballons empfiehlt sich nicht, da dieser im Falle eines erweiterten Hiatus zu weit nach kranial gezogen werden kann. Die Dissektionsebene liegt dann zu weit kranial.

Eine Orientierung an den Gefäßen kleinkurvaturseitig ist bei vielen Patienten zwar möglich, jedoch nicht verläßlich. Es gibt zudem eine Vielfalt von Variationen. Die Dissektionsebene liegt in der Regel

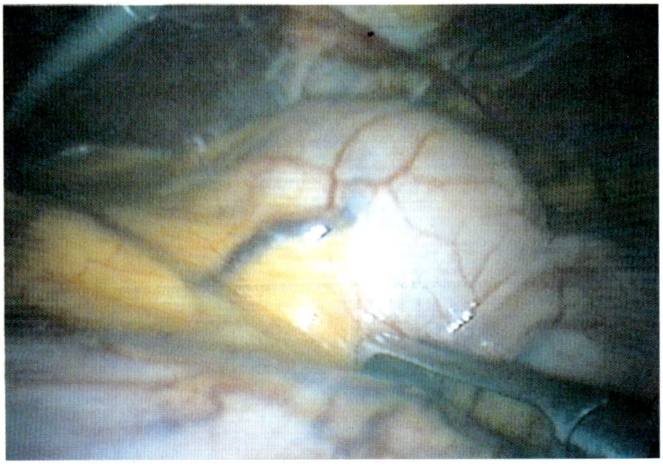

Abb. 25 Blick auf den subkardialen Situs mit intragastral liegendem Kalibrationsballon

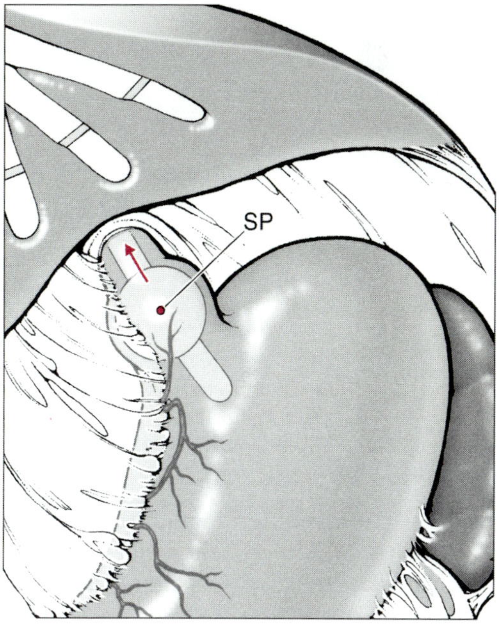

Abb. 26 Festlegung der Dissektionsebene (SP: Scheitelpunkt des Kalibrationsballons, Füllvolumen 25 ml)

oberhalb der am weitesten kranial in den Magen einsprossenden Gefäße (Abb. 27).

Erst wenn die Dissektionsebene sicher festgelegt werden konnte (Abb. 28), wird der Ballon in den Magen vorgeschoben. Andere Chirurgen lassen den Ballon entleeren und ziehen die Kalibrationssonde komplett in den Ösophagus zurück. Das Vorschieben der gefüllten dicklumigen Kalibrationssonde hat jedoch besonders bei Patienten mit einer starken Verdickung des linken Leberlappens den Vorteil, daß durch Streckung des Magens nach kaudal auch das Operationsfeld nach kaudal verlagert wird. Damit wird eine bessere Sicht und günstigere Operationsposition erreicht.

Merke: Die ständige Überprüfung der Präparationshöhe schützt vor negativen Überraschungen!

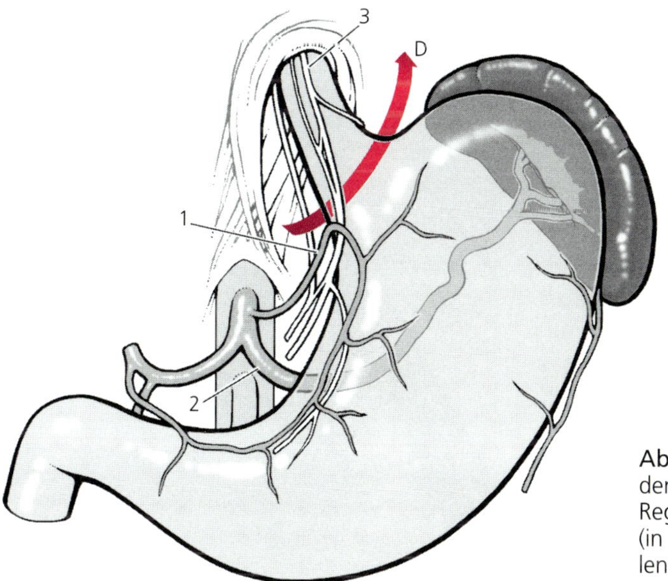

Abb. 27 Gefäßanatomie im Bereich der kleinen Kurvatur (subkardiale Region), D: Dissektionsbeginn (in der Regel oberhalb des marginalen Gefäßes im Bereich der kleinen Kurvatur), 1: A. gastrica sin., 2: A. lienalis, 3: N. vagus

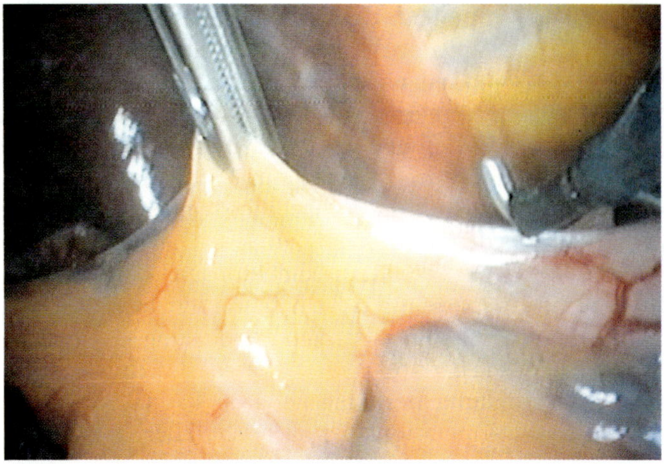

Abb. 28 Markierung der Dissektionsebene (Scheitelpunkt Kalibrationsballon mit 25 cm^3) mit dem elektrischen Haken

Präparation des retrogastrischen Tunnels

Die Präparation im gefäßfreien Areal der kleinen Kurvatur beginnt im initial markierten Bereich unmittelbar an der Magenwand. Es wird ausschließlich ein Ultraschalldissektions- oder ein elektrischer Haken benutzt. Bei der Ultraschalldissektion lassen sich die anatomischen Gewebsschichten besonders gut erkennen. Die Magenwand wird schrittweise ausgekrempelt, bis das Fett der gegenüberliegenden Seite sichtbar wird (Abb. 29, 30). Es sollte stets versucht werden, oberhalb der Bursa omentalis zu präparieren (Abb. 31). Die Zwerchfellschenkel werden nicht freipräpariert. Es wird nur eine schmale, gerade für das Band durchgängige, Öffnung geschaffen, um ein späteres Verrutschen des Bandes zu verhindern. Führt der Weg bei der Präparation durch die Bursa omentalis (Abb. 32), so sollte später auch eine retrogastrische Fixation des Bandes erfolgen. Dazu muß dann das kleine Ligament eröffnet werden (Pars flaccida).

Merke: Die gesamte Präparation erfolgt nur unter Sicht von seiten der kleinen Kurvatur. Dazu ist entweder eine Winkeloptik in Trokarposition 1 oder eine Geradeaus-Optik (0°) am höchsten Punkt neben oder direkt unterhalb des Xyphoid einzusetzen.

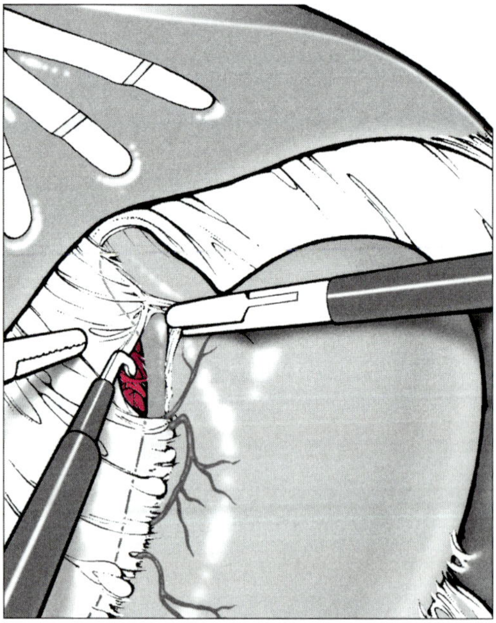

Abb. 29 „Auskrempeln des Magens" während der Präparation des retrogastrischen Tunnels

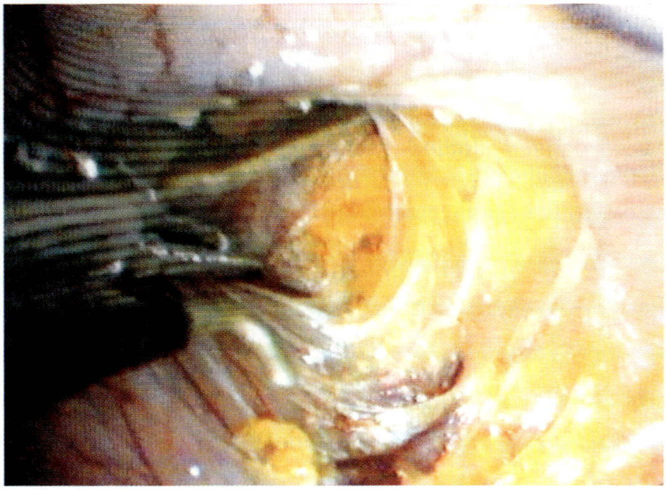

Abb. 30 Stumpfe Dissektion mit einer Dissektionszange im Bereich der kleinen Kurvatur unter Sicht

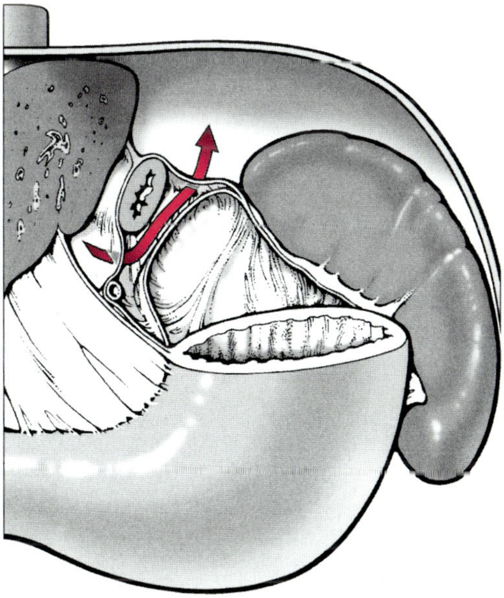

Abb. 31 Weg oberhalb der Bursa omentalis

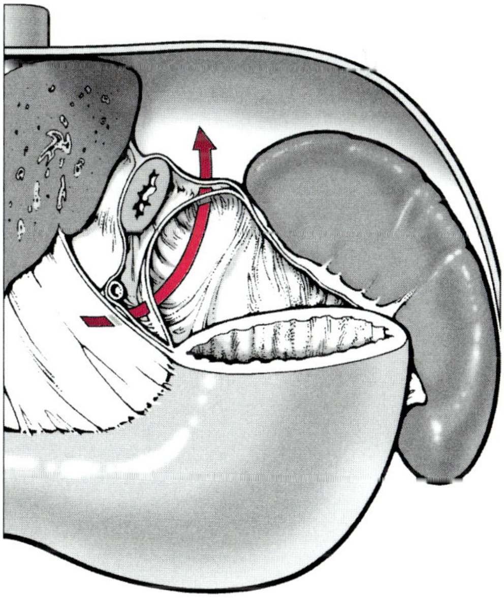

Abb. 32 Weg durch die Bursa omentalis

Mit Hilfe eines Dissektionshakens und von Dissektionsklemmen wird nun ein kleiner Kanal unter Sicht um den Mageneingang geschaffen, in dem das Band eingelegt werden soll (vgl. Abb. 29, 30). Es wird dabei darauf geachtet, daß keinerlei Verletzungen des Magens auftreten. Aus diesem Grunde erfolgt die gesamte Präparation stets unter Sicht.

Präparation des His-Winkels

Die Inzision des peritonealen Überzuges mit dem elektrischen oder Ultraschall-Dissektor-Haken sollte im Bereich des His-Winkels frühzeitig erfolgen, um die Präparationsrichtung von der kleinen Kurvatur aus festzulegen (Abb. 33). Die erste V. brevis wird exakt beachtet und weder verletzt noch ligiert. Auffällige und unter Spannung stehende Verwachsungen zur Milz sollten frühzeitig durchtrennt werden, um Kapseleinrisse des Organs zu vermeiden. Eine Tachocomb-Klebung erscheint in dieser Situation sicherer als eine Koagulation. Zum und auf dem linken Zwerchfellschenkel verlaufende Gefäße dürfen nicht verletzt werden. Aus diesem Grunde sollte darauf geachtet werden, daß der peritoneale Überzug des Zwerchfells nicht abgehoben wird.

Es sollten beide Peritonealblätter im Bereich des His-Winkels (Abb. 34) eröffnet werden, um ein müheloses Herumführen des Magenbandes zu ermöglichen.

Vielfach haben Adipöse als Vielesser einen Kaskadenmagen. Im Bereich des Fun-

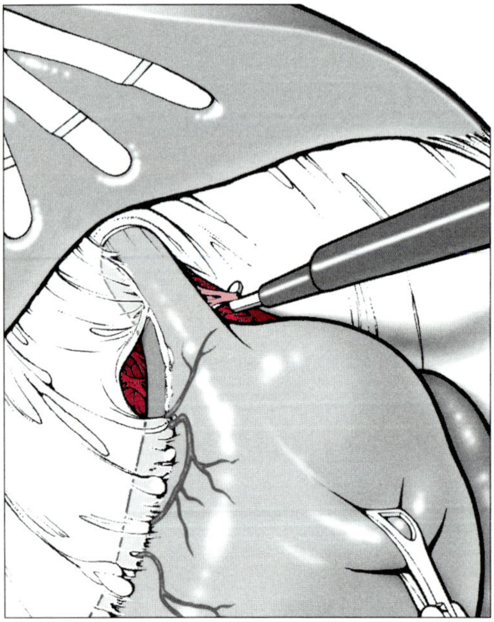

Abb. 33 Präparation des His-Winkels mit dem elektrischen Haken

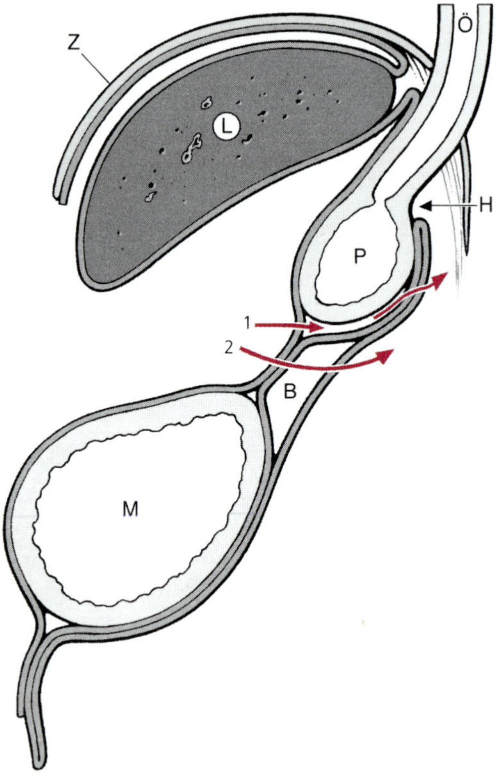

Abb. 34 Peritonealblätter im Bereich des His-Winkels (anatomischer Schnitt, Schema); L: Leber, Ö: Ösophagus, H: His-Winkel, Z: Zwerchfell, P: Pouch (Vormagen), B: Bursa omentalis, M: Magen; 1: Weg oberhalb der Bursa omentalis, 2: Weg durch die Bursa omentalis

dus finden sich bei der Präparation mehrere Kaskaden, die vielfach im Bereich des linken Zwerchfellschenkels und am Zwerchfell fixiert sind (Abb. 35). Bei der Präparation müssen alle Kaskaden erfaßt werden, bevor das Umfahren mit dem biegbaren Instrument von seiten der kleinen Kurvatur ausgeführt wird. Dieser Operationsschritt kann durch ungenügende Sicht auf das Operationsfeld behindert werden. Es empfiehlt sich in diesen Fällen die Winkeloptik auf die Trokarposition 5 umzusetzen. Der Articulating Dissector kann dabei als Instrument genutzt werden, um die Kardia nach kaudal und nach rechts zu halten, um die Sicht auf die fixierten Fornixkaskaden zu verbessern (Abb. 36).

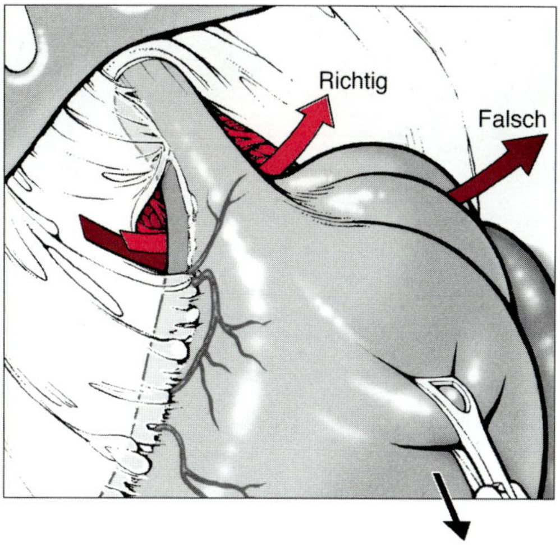

Abb. 35 Kaskaden mit Fixation am linken Zwerchfellschenkel (roter Pfeil: richtiger Präparationsweg, dunkelroter Pfeil: falscher Präparationsweg mit Gefahr der posterioren Magenwandverletzung und des Belassen von Fornixkaskaden oberhalb des Bandes als Ursache einer frühen Pouchdilatation und Slippage)

> *Achtung:* Bei der Präparation mit einem monopolaren elektrischen Haken muß streng darauf geachtet werden, daß keine direkte Stromableitung auf das Zwerchfell erfolgt. Heftige Kontraktionen können zu Verletzungen mit dem Haken führen (z.B. Milz).

Die unvollständige Dissektion der Fornixkaskaden führt zu einer Bandfehllage, die sich in einer Pouchdilatation mit einem späteren Slippage äußern kann (vgl. Abb. 35).

Nachdem die Präparation abgeschlossen ist, wird nochmals die Öffnung des retrogastrischen Tunnels kleinkurvaturseitig eingestellt. Unter Sicht wird nun das biegbare Instrument (Articulating Dissector) eingeführt. Nachdem die Instrumentenspitze sicher die gegenüberliegende Seite erreicht hat, wird die Spitze des Instrumentes nach vorn gebogen (durch Drehen des Griffes). Bei einer vollständigen Präparation kommt nun die Spitze des Instrumentes im His-Winkel zum Vorschein. Sichtbare und sich anspannende Adhäsionen werden stumpf durchtrennt. Ist dagegen die Magenwand vollständig aufgeladen, so liegt das Gerät nicht in richtiger Position und muß nochmals unter Sicht plaziert werden.

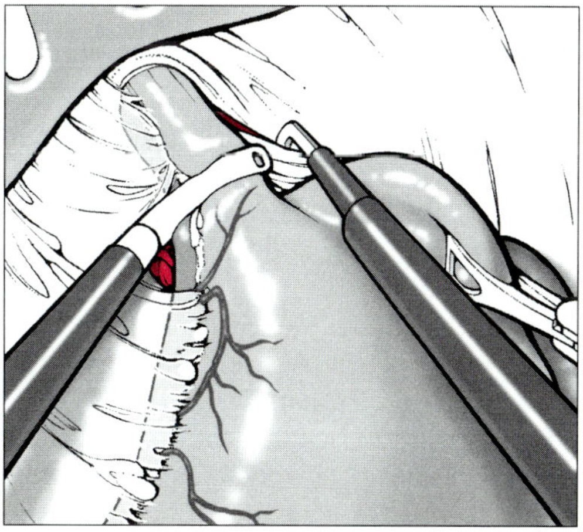

Abb. 36 Darstellung des His-Winkels mit Hilfe des Articulating Dissectors

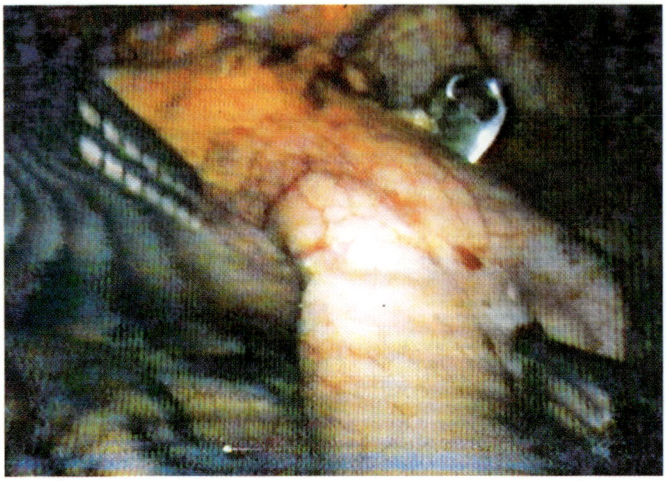

Abb. 37 Articulating Dissector nach Passage des retrogastrischen Tunnels unter Sicht in Position

Der in regelrechter Position gebrachte Articulating Dissector wird nun durch den 2. Assistenten in Position gehalten (Abb. 37). Dabei ist darauf zu achten, daß das Instrument am Schaft (nicht am Griff, denn dieser kann sich drehen) und mit Gefühl gehalten wird. Wird eine biegbare Faßzange mit der Möglichkeit zur Arretierung eingesetzt, so kann dieser durch Fassen an der lateralen Aufhängung des linken Leberlappens fixiert werden.

Einbringen des Magenbandes in die Bauchhöhle

Nachdem das Band durch Spülung vorbereitet ist, wird es dem Chirurgen sicher übergeben. Dieser benötigt zum Einbringen des Bandes einen Spezialtrokar mit breitem Innendurchmesser. Wir verwenden einen 18-mm-Trokar (Ethicon Endo-Surgery). Dieser wird an der Stelle der späteren Portlokalisation „eingewechselt". Es ist einfach, wenn der erste Trokar, der in der Regel einen Durchmesser von 10 mm hat, nun mit einem Führungsstab geschient wird. Über diesen Stab wird der erste Trokar herausgezogen und – nach geringfügiger Schnitterweiterung der Haut unter Sicht der Kamera – der 18-mm-Trokar eingeführt. Dieser besitzt dafür ein Schraubgewinde, mit dem man ihn in die Bauchdecke hineinschrauben kann.

Alternativen:
1. Primärer Einsatz eines 18-mm-Trokars
2. Einbringen des Bandes per Minilaparotomie

Das Band wird nun mit einer stumpfen Faßzange an seiner Verschlußlasche gefaßt und unter Inkaufnahme eines kurzzeitigen Gasverlustes in das Abdomen eingebracht.

Achtung: Dabei achten wir stets darauf, daß der aufblasbare Teil zur Faßzange hin zeigt, um eine Verletzung dieser aufblasbaren Manschette am Klappenmechanismus des Trokars zu verhindern.

Das Band wird dabei sofort in Richtung auf den Mageneingang hin plaziert und zum Schluß das Bandende mit einer Faßzange gehalten und ebenfalls in Richtung auf das Operationsgebiet eingeführt.

Positionieren des Magenbandes

Der Plazierung des Bandes muß große Aufmerksamkeit gewidmet werden. In das um den Mageneingang liegende biegbare Instrument, das noch immer in Position gehalten wurde, wird von „hinten" die Lasche des Schlauchendes eingeführt (Abb. 38). Damit wird verhindert, daß während des Herumführens des Schlauchendes dieses wieder verloren gehen kann. Schonend und unter Sicht wird nun der Schlauch hinter dem Magen hindurchgezogen (Abb. 39). Danach kann das biegbare Instrument wieder entfernt und das Band mit Hilfe von zwei Faßzangen langsam um den Magen herumgeführt werden. Gewebeteile, die sich an den Ecken des Bandes verhaken können (Abb. 40), müssen unter Sicht abgehoben werden. Eine Kelly-Klemme weist dazu ideale Eigenschaften auf. Damit wird jeder Gefahr einer Blutung aus dem Wege gegangen.

Nachdem das Band plaziert wurde, kann der Kalibrationsballon, nunmehr mit 15 ml gefüllt, in die Kardia zurückgezogen werden.

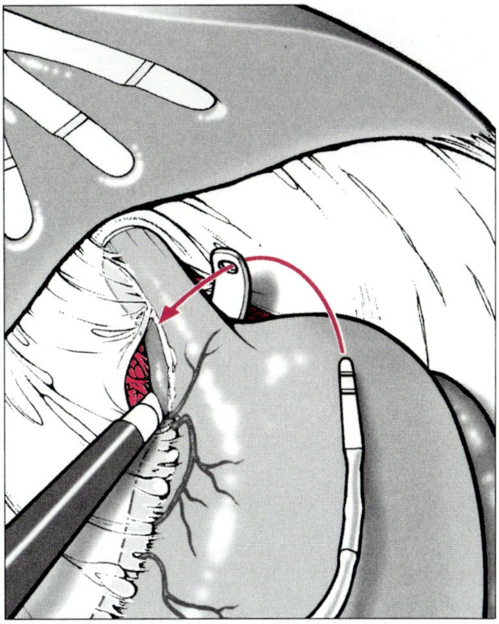

Abb. 38 Einführen des Schlauchendes in die „Einführhilfe" (Articulating Dissector)

Schließen des Magenbandes

Das LAP-Band verfügt über einen technisch einfach zu handhabenden Verschlußmechanismus, der ein einfaches, sicheres und schnelles Schließen des Bandsystems möglich macht. Zur Erhöhung der Sicherheit einer korrekten Bandlage kann der Verschluß mit einer Druckmessung kombiniert werden (s. u.).

Das Schließen des Bandes erfolgt erst dann, wenn der Kalibrationsballon mit 15 ml Flüssigkeit gefüllt wurde. Der Ballon wird nun in die Kardia zurückgezogen. Das

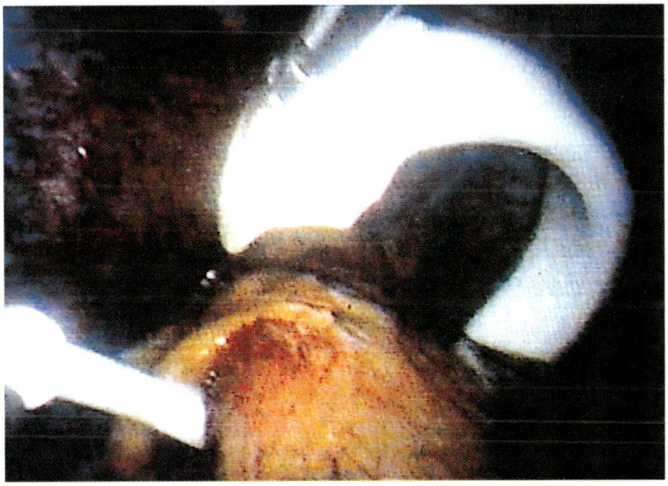

Abb. 39 Hindurchführen des Magenbandes durch den retrogastrischen Tunnel

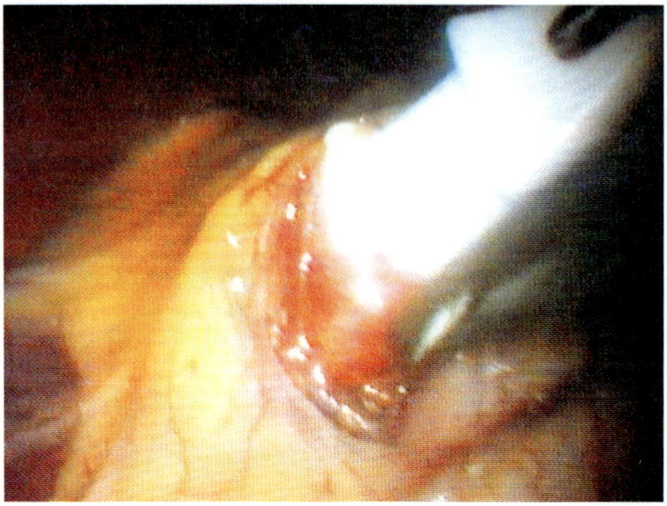

Abb. 40 Adhärentes Gewebe am Verschlußteil des Kuzmak-Bandes während des Durchzugsmanöver (muß vorsichtig mit einer Kelly-Klemme abgeschoben werden)

Bandende wird mit Hilfe von zwei Faßzangen in den Buckel des Bandes hindurchgeführt. Das Schließen selbst erfolgt mit einem Spezialinstrument (Closing Tool) oder bei ausreichender Erfahrung mit zwei Faßzangen. Vor dem Schließen des Bandes muß der Fundus gestreckt werden, damit er nicht mit eingeschlossen wird (Abb. 41). Dazu wird zuerst mit dem am Instrument vorhandenen Haken die Öse des Bandes eingehakt und die Spanngabel über den am Schlauchsystem vorhandenen Kegel plaziert (Abb. 42). Eine Babcock-Zange faßt den Fundus und streckt diesen nach kaudal, damit dieser nicht durch das Band erfaßt werden kann.

Nach der Vergewisserung, daß keine Magenanteile oder Fett sich in das Band einklemmen können, wird durch Hebelbewegung von außen das Band unterhalb des Kalibrationsballons geschlossen (Abb. 43). Die Ergebnisse der Druckmessung geben sofort während des Schließens Aufschluß darüber, ob die Lages des Bandes korrekt ist. Bei entsprechender Erfahrung läßt sich das Band auch mit zwei Faßzangen schließen.

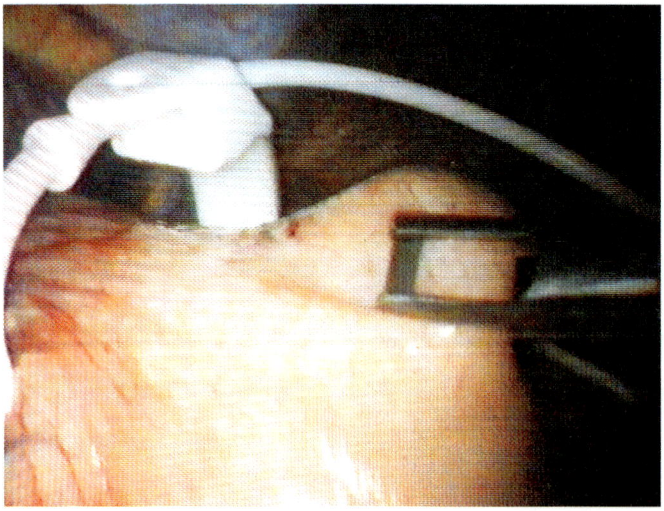

Abb. 41 Herausziehen des Fundus vor Schließen des Bandes (Prävention einer frühen Pouchdilatation und eines späteren Slippage)

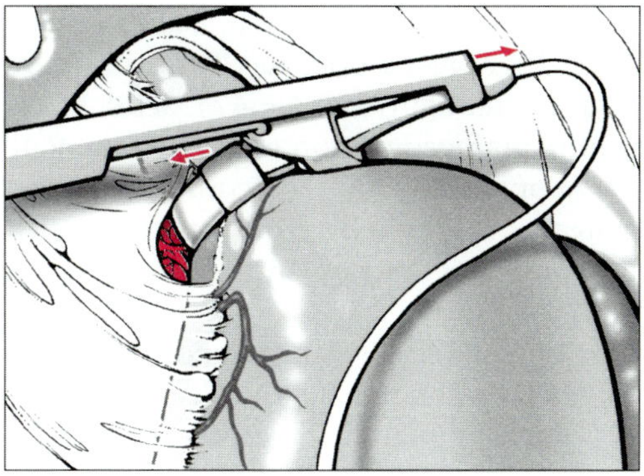

Abb. 42 Schließen des Magenbandes unterhalb eines mit 15 ml gefüllten Ballons mit einem Spezialinstrument (Closing Tool)

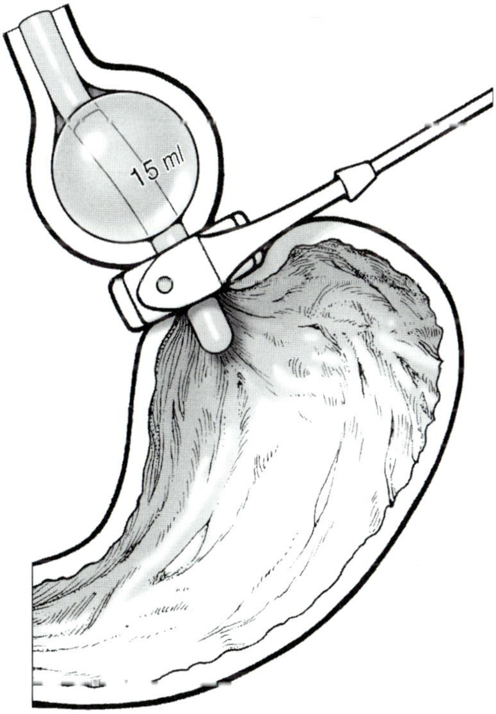

Abb. 43 Schematischer Querschnitt bei geschlossenem Band und noch liegender Kalibrationssonde (Ballon oberhalb des Bandes, Meßsonde im Bandbereich)

Gastrotensometrie (Druckmessung)

Die Druckmessung im Bereich des Stomas (Gastrotensometrie) ist eine spezielle Möglichkeit, die nur beim LAP-System gegeben ist. Es werden eine Meßsonde und ein Meßgerät benötigt. Für das LAP-Band-System wird von der Firma Bioenterics ein solches System zur Verfügung gestellt.

Die Kalibrationstube (Abb. 44) ist eine zweilumige durchsichtige Silikon-Sonde. Sie ist 157 cm lang und besitzt an ihrer Spitze ein Meßbereich für Drücke, der 13 mm im Durchmesser ist. Der Kalibrationsballon, der zur Ermittlung des Pouchvolumens notwendig ist, befindet sich 3,5 cm hinter der Spitze und hat ein Füllungsvolumen von 25 ml.

Das Meßgerät (Gastrotensometer) mißt mit Hilfe eines elektronischen Sensors den Druck im Schlauchsystem (Abb. 45). Bevor der Druck gemessen werden kann, muß jeweils vor dem Einsatz des Gerätes eine Justierung vorgenommen werden. Danach wird die Messung während des Bandschlusses durchgeführt. Diese Maßnahme kann nach Einweisung durch den Narkosearzt durchgeführt werden. Kontrollampen zeigen exakt den Druckbereich an (vgl. Abb. 45). Druckerhöhungen weisen auf eine Fehllage (zu weit distale oder aborale Lage)

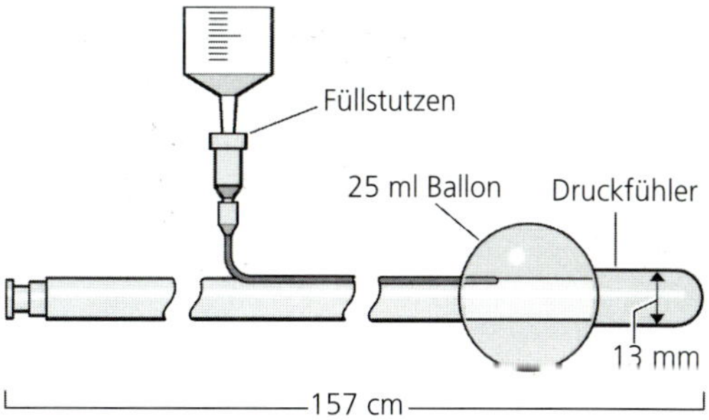

Abb. 44 Schema der Kalibrationstube zur Druckmessung

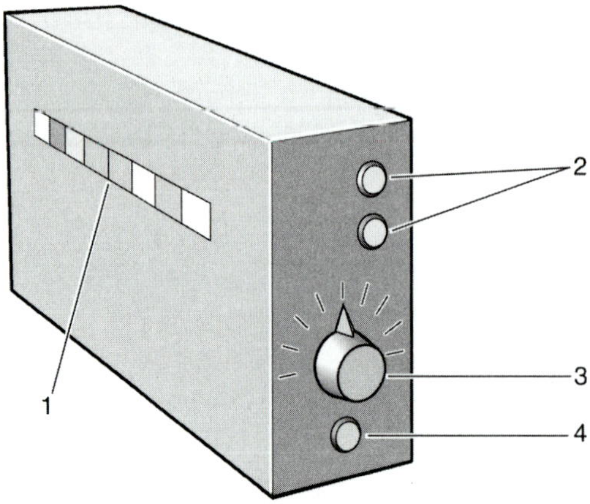

Abb. 45 Meßgerät zur Druckmessung (Gastrotensometer) mit Kontrollampen. 1: Druckanzeige, 2: Batterieanzeige, 3: Regler, 4: Anschlußstelle für Kalibrationsschlauch

oder auf die Einklemmung von Magenwand oder Fettgewebe in den Bandbereich hin. Nach der Ursache für die Druckerhöhung ist konsequent zu fahnden. Der Fehler ist unbedingt zu beheben.

Nähte gegen ein Verrutschen

Nach erfolgreichem Verschluß des LAP-Bandes unterhalb des mit 15 ml Flüssigkeit gefüllten Kalibrationsballons müssen mehrere Nähte zur Sicherung des Bandes gegen ein Verrutschen plaziert werden. Dabei werden Teile des Magens über das Band mit dem Pouch vereinigt (Abb. 46, 47). Seitdem die routinemäßige Fixation erfolgt, ist die Rate der Slippage-Situationen deutlich zurückgegangen. Prinzipiell wird ausschließlich nicht-resorbierbares Nahtmaterial verwendet.

Nachdem verschiedene Fixationstechniken eingesetzt wurden, hat sich folgendes Vorgehen international durchgesetzt:

Das Schlauchende wird mit einer atraumatischen Faßzange nach links (in Richtung auf den linken Leberlappen) gehalten (Abb. 48). Von der großen Kurvatur auf Richtung der kleinen Kurvatur werden in der Regel 4 Nähte plaziert. Es ist dabei hilfreich, wenn der Kalibrationsballon noch liegt und der Anästhesist den Ballon nach kaudal drückt.

Achtung: Das Annähen des Ballons sollte vermieden werden. Es ist daher notwendig, daß der Anästhesist prüft, ob er das Füllvolumen von 15 ml wieder vollständig abziehen kann (ein Defizit deutet zumindest auf eine Punktion des Ballons mit der Nadel hin). Weiterhin muß das spätere Entfernen der Kalibrationstube stets nur unter Sicht und vorsichtig erfolgen. Sollte eine Naht den weichen Ballon mitgefaßt haben, so muß diese Naht vorsichtig wieder gelöst werden.

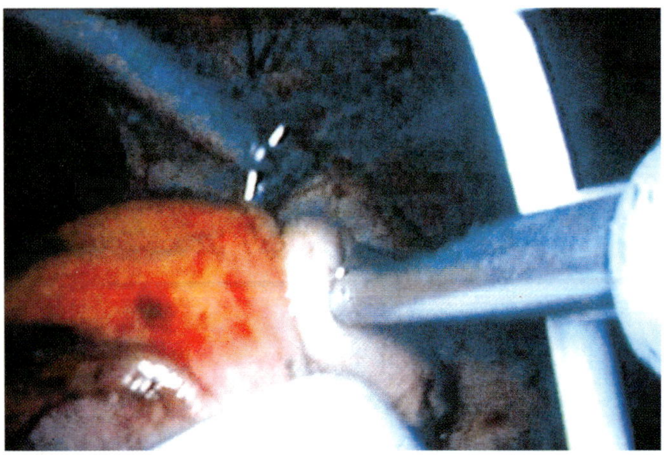

Abb. 46 Aufnähen des Magenfundus auf den Pouch

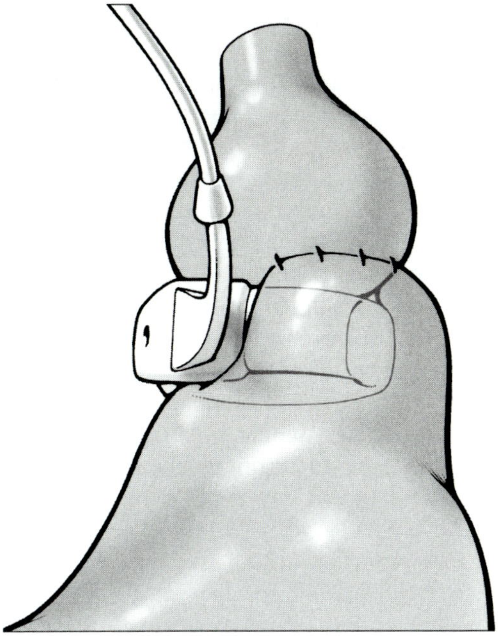

Abb. 47 Sicherungsnähte gegen ein Verrutschen des Bandes (Endzustand)

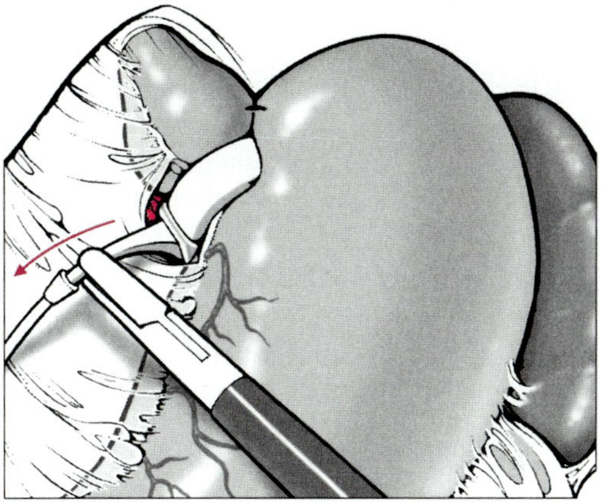

Abb. 48 Halten des Schlauchendes nach links, zur Plazierung posteriorer Nähte

Die Nähte müssen so gestochen werden, daß das LAP-Band noch problemlos gefüllt werden kann. Damit ist gemeint, daß die Magenwand nicht zu straff über das Band genäht werden darf. Es muß ein Kanal verbleiben, der die Insufflation des Bandes ermöglicht.

Die Nähte werden vom Fundus aus begonnen. Es muß dabei darauf geachtet werden, daß dorsal liegende Fornixanteile nicht übersehen werden, da sie später nach oral durch das Band gleiten können und den Ausgangspunkt für eine Pouchdilatation oder ein Slippage darstellen können. Die Nähte werden kleinkurvaturseitig beendet, wobei darauf zu achten ist, daß das Verschlußteil frei sichtbar und damit zugängig bleibt. Diese Maßnahme erleichert spätere Revisionen oder eine Explantation des Bandes (Abb. 49).

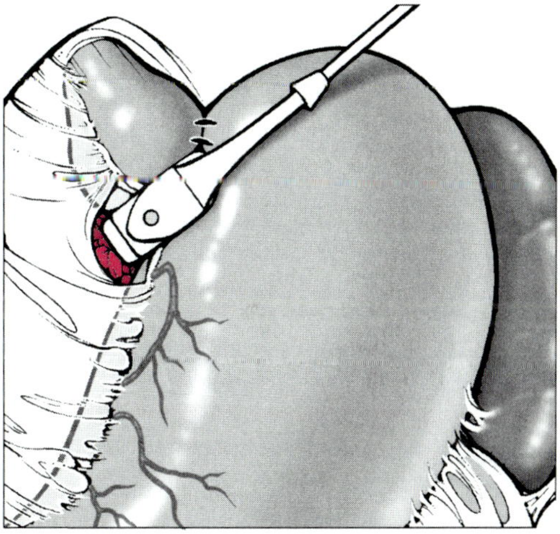

Abb. 49 Verschlußmechanismus freiliegend im Bereich der kleinen Kurvatur (Endzustand)

Eine posteriore Naht ist nur dann sinnvoll, wenn durch die Bursa omentalis präpariert wurde. Bei einer Tunnelierung oberhalb der Bursaaufhängung können posteriore Magenanteile nicht nach oral gleiten, da sie an den Bursaaufhängungen (Peritonealblätter) fixiert sind. Die posteriore Naht wird ausgeführt, nachdem die Pars flaccida des Omentum minor eröffnet wurde. Sie faßt ebenfalls distalen Magen und Pouch und verbindet beide miteinander.

Sicherheitstest

Nach Beendigung der Nähte wird die Kalibrationssonde vorsichtig unter Sicht des Laparoskops entfernt. Es ist dabei darauf zu achten, daß nicht versehenlich der Ballon mit angenäht wurde. Ein „Anstechen" des Ballons macht sich dadurch bemerkbar, daß die eingefüllte Flüssigkeitsmenge nicht mehr vollständig abgezogen werden kann. Um jegliche Verletzung im Bereich des Magens, insbesondere der nicht einsehbaren Magenhinterwand auszuschließen, sollte eine sog. „Blauprüfung" durchgeführt werden. Dazu wird über eine im unteren Teil der Speiseröhre liegende Magenverweilsonde bereits während der Operation Methylenblaulösung installiert. Liegt eine Verletzung der Magenwand vor, so kann dies durch Austritt der blauen Lösung bemerkt werden.

Dazu muß jedoch ein ausreichendes Volumen appliziert und über einen längeren Zeitraum belasssen werden. Die „Blauprobe" schließt jedoch posteriore Magenwandverletzungen nicht mit letzter Sicherheit aus.

Nach erfolgter Prüfung wird die Flüssigkeit wieder abgesaugt und danach die Sonde bis in den Magen vorgeschoben.

Achtung: Eine zu frühzeitig in den Magen plazierte Sonde kann auch durch eine Naht versehentlich fixiert werden.

Die Sonde wird bis zum nächsten Tag belassen und am nächsten Morgen entfernt.

Sollte während der Operation der Verdacht bestehen, daß das aufblasbare Magenband verletzt oder beschädigt wurde, so kann in das Schlauchsystem Blaulösung gegeben werden. Das Band wird mit Blaulösung aufgefüllt. Bei einem kleinen Defekt der Membran würde man den Austritt der Farblösung bemerken können.

Anschluß des Portkammersystems

Nach Entfernung aller Instrumente und des Leberretraktors wird das Bandende an der späteren Position des Portkammersystems über die Trokarstelle herausgezogen. Das Band wird nun auf eine optimale Länge gekürzt. Es soll eine lockere Beweglichkeit auch bei sportlicher Tätigkeit problemlos möglich sein. Bevor das Band an der geeigneten Stelle durchtrennt werden kann, wird wieder eine atraumatische Klemme angesetzt. Dann wird oberhalb der Klemme das Band mit der Schere gekürzt. Über eine stahlfreie Konnektionstube wird nun das Bandansatz der Portkammer geschoben (Abb. 50). Zwei Fäden aus nichtresorbierbaren Nahtmaterial werden an beiden Bandseiten geknotet, um ein späteres mögliches Auseinanderweichen der Verbindungsstellen zu verhindern. Das System steht nach einer Füllung mit Flüssigkeit unter einem permanenten Druck. Diese Vorgehensweise der zusätzlichen Sicherung durch Fäden hat sich bewährt.

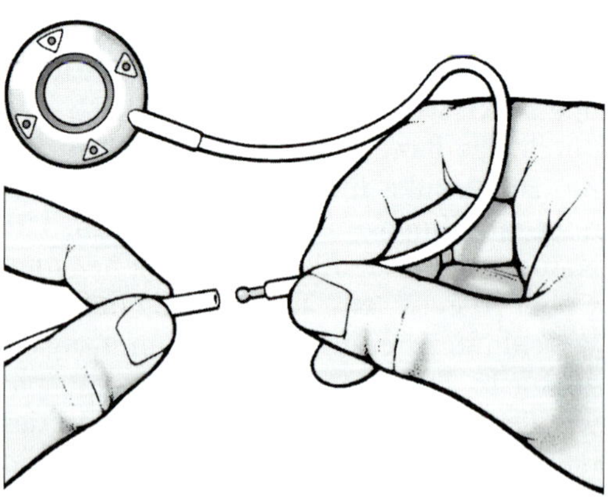

Abb. 50 Anschluß des Schlauchsystems an die Portkammer

Fixation des Portkammersystems

Die Portkammer wird danach entweder auf der Rektusaponeurose oder unter dem Rektusmuskel mit 4 Fäden eines wiederum nicht-resorbierbaren Nahtmaterials befestigt. Zuvor wird das überschüssige Schlauchmaterial, welches vor der Bauchdecke liegt, mit einer glatten, das Band nicht verletzenden Pinzette in den Bauchraum zurückgeschoben. Die Befestigung der Portkammer auf oder in der Muskulatur ist unbedingt notwendig, da sich sonst die Kammer drehen kann. Bei einer Kippung der Portkammer wird es später kaum oder nicht möglich, die Punktion zur Füllung vorzunehmen.

Es gibt Kliniken, die eine Befestigung auf dem Brustbein oder dem linken Rippenbogen bevorzugen. Diese Lokalisation mag anfangs Vorteile haben, wenn es um eine Punktion mit der Nadel geht. Es besteht ein festes Widerlager und die Fettschichten sind in diesen Regionen nicht so dick. Später zeigen sich jedoch die Nachteile für den Patienten. Der Port wird sichtbar und steht hervor. Insbesondere Frauen bekommen Probleme mit dem Tragen des BH, der an der Kammer zu scheuern beginnt. Es droht eine Portkammerpenetration mit Infektionsgefahr für das gesamte System. Auf lange Sicht, und so sollte vorausgeschaut werden, bietet der Port im Bauchbereich, wo er keine Probleme bereitet, die größeren Vorteile für den Patienten.

Wundverschluß

Der Wundverschluß beendet die Operation. Aufgrund der erheblich dicken fettreichen Bauchdecken ist ein Verschluß der Öffnungen im Bauchfell, Faszien und Muskulatur nur schwerlich und mit einem erheblichen Zeitaufwand vorzunehmen. Dazu wären unter Umständen Erweiterungen der Hautschnitte notwenig, die das kosmetische Ergebnis beeinträchtigen würden. Aus diesem Grunde hat sich auch der Einsatz von Dilatationstrokaren bewährt. Diese Technik hinterläßt nur kleinste Defekte, da die Trokare durch Dehnungstechnik eingebracht wurden.

Die Haut im Bereich der Portkammer-Einlage wird genäht. Die übrigen Hautinzisionstellen werden entweder mit einem Steri-Strip oder einer Naht verschlossen. Das Kleben der Inzisionen ist ebenfalls möglich. Lediglich die Hautnaht wird mit einem Wundplaster verdeckt. Drainagen (Redon-Saugdrainagen) werden im Bereich der Portkammer für 24 Std eingelegt. Vielfach sind sie zwar nicht notwendig, doch besteht in den adipösen Bauchdecken stets die Gefahr einer Seromansammlung und damit einer Begünstigung von Infektionen.

Eigene Erfahrungen bestätigen den Benefit einer konsequenten Drainagebehandlung.

Dauer der Operation (Lernkurve)

Die Angaben für die Dauer der Operation beeinhalten die Zeit vom Beginn des Anlegens des Pneumoperitoneums, also vom ersten Stich, bis zur letzten Hautnaht. Das Gewicht des Patienten, die Größe der Leber oder andere technische Aspekte beeinflussen die Operationszeit ebenso wie der Trainingseffekt des Operationsteams. Es besteht danach eine deutliche Lernkurve (Abb. 51), d. h. je mehr Operationen durchgeführt wurden, desto schneller wird die optimale Zeit für dieses Verfahren erreicht. Optimale Operationen lassen sich bei entsprechender Erfahrung zwischen 40 und 60 min ausführen. Zusätzliche Operationsschritte, wie die Entfernung der Gallenblase oder andere Maßnahmen, verlängern individuell die Gesamtzeit. Die Aufenthaltsdauer im Operationssaal ist wesentlich länger, da die Lagerung des Patienten, die Desinfektion des Operationsgebietes, das sterile Abdecken

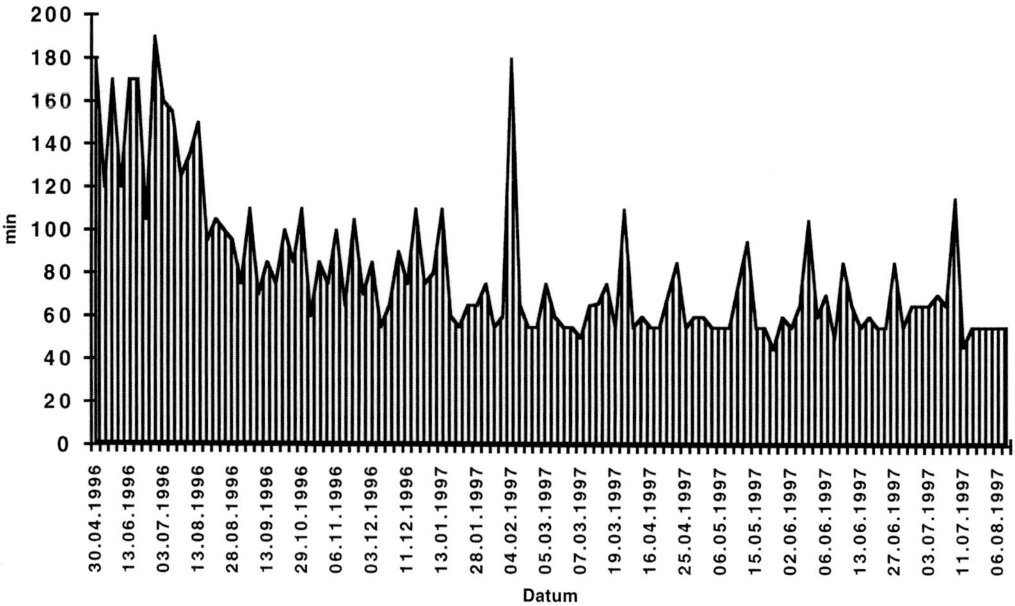

Abb. 51 Operationszeiten in Abhängigkeit von der Erfahrung mit dem Eingriff („Lernkurve")

des Operationsfeldes und der Anschluß der für eine laparoskopische Operation notwendigen Technik zusätzlich Zeit verschlingen.

Kombination des „Gastric Banding" mit anderen operativen Eingriffen

Selbstverständlich können eine Reihe von laparoskopischen Eingriffen in der Bauchhöhle bei einer Gastric-Banding-Operation gleichzeitig durchgeführt werden. Entscheidend ist dabei jedoch der Grundsatz, daß das Risiko für den Patienten dadurch nicht unvertretbar erhöht wird. Bedingt durch die technischen Möglichkeiten eines laparoskopischen Zuganges zu den Oberbauchorganen kommen Kombinationen von Magenband-Implantation und folgenden Eingriffen in Frage: Cholezystektomie, Versorgung von Zwerchfellbrüchen und die operative Behandlung von Zysten der Leber und der Milz. Wichtig ist dabei, daß keine Gefährdung des geplanten Haupteingriffes herbeigeführt wird. Was ist darunter zu verstehen?

Es darf kein besonders erhöhtes Risiko für Blutungen, Organverletzungen und insbesondere für Infektionen bestehen. Der Grund liegt auf der Hand, denn das Band ist ein Fremdmaterial und darf sich keinesfalls infizieren. Das bedeutet auch, daß bei einer gleichzeitigen Cholezystektomie die Eröffnung der Gallenblase vermieden werden muß. Potentiell kann die Gallenflüssigkeit Bakterien enthalten, die das Kunststoffimplantat infizieren können. Das gleiche Gefahrenmoment trifft auch auf die Zysten der Milz und der Leber zu. Es muß zudem bei diesen Krankheitsbildern abgeklärt worden sein, ob es sich um parasitäre Erkrankungen handeln könnte.

Operative Eingriffe im Unterbauch (z. B. an den inneren Genitalien, Leistenbrüche) sind nicht von denselben Zugängen (Arbeitstrokaren) zu bewerkstelligen. Aus diesem Grunde müßten, wenn Simultaneingriffe im Unter- oder Mittelbauch durchgeführt werden sollten, zusätzliche Zugänge geschaffen werden. Die Kombination mit anderen Eingriffen sollte daher stets kritisch hinterfragt werden. Es ist technisch viel einfacher und damit für den Patienten auch sicherer, den Eingriff im Unterbauch erst dann durchführen zu lassen, wenn er bereits schlank ist. Es handelt sich in diesem Zusammenhang ausschließlich um planbare Eingriffe.

Operationen, bei denen Darmbakterien austreten können, sollen grundsätzlich ***nicht*** mit der Magenband-Implantation kombiniert werden. Das trifft auch auf die („Gelegenheits-“) Appendektomie zu.

8 Operative Technik – „Schwedisches Band" (SAGB)

Instrumentarium

Das Standardinstrumentarium ist mit dem weitgehend identisch, wie es beim Kuzmak-Band benötigt wird.

Anstelle des Articulating Dissectors und des Closing Tools wird ein spezielles biegbares Stahlinstrument benötigt, welches an der Instrumentenspitze einen Schlitz zur Aufnahme der Haltefäden aufweist (Abb. 52).

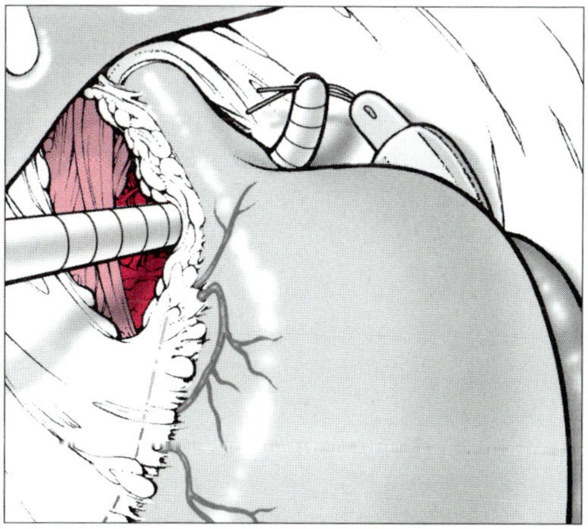

Abb. 52 Spezialinstrument „Goldfinger" zum Einbringen des SAGB

Operationsschritte

Präparation

Die spezielle Bandkonfiguration macht es notwendig, daß die kleine Kurvatur eröffnet und die Sicht auf den rechten Zwerchfellschenkel hergestellt wird. Oberhalb der Bursa omentalis erfolgt die Dissektion mit dem elektrischen Haken in Richtung auf den His-Winkel. Die zu präparierende Öffnung muß ausreichend groß sein, um das relativ breite „Schwedische Magenband" hindurchführen zu können.

Die Öffnung des His-Winkels erfolgt dementsprechend ebenfalls deutlich breiter als beim Kuzmak-Band.

Einbringen des Magenbandes in die Bauchhöhle

Das Band wird nach Spülung mit steriler Kochsalzlösung im „luftleeren" Zustand mit Hilfe einer 5 mm Faßzange über eine 18-mm-Trokarhülse in die Bauchhöhle eingebracht. Dabei wird die Verschlußlasche gefaßt und unter Inkaufnahme eines kurzzeitigen Gasverlustes das Band in gestreckter Position durch die Trokarhülse geschoben. Das Schlauchende wird mit einer 10-mm-Faßzange gefaßt, in die Bauchhöhle gebracht und die erneute Entwicklung des Pneumoperitoneums abgewartet.

Plazierung des Magenbandes

Das Fadenende wird nun in das biegbare Instrument in die vorgesehene Kerbe für den Faden eingehängt. Danach wird der Faden mit der Lasche und dem Band langsam unter Sicht vom His-Winkel in Richtung auf die kleine Kurvatur hindurchgeführt (vgl. Abb. 52).

Schließen des Magenbandes

Der Verschlußmechanismus ist nicht so komfortabel wie beim Kuzmak-Band. Es muß der Laschenmechanismus nach Einführen der Lasche durch einen „Nippel" zusätzlich mit einer Naht gesichert werden. Diese Naht wird durch das Plastikmaterial gestochen und geknotet. Es wird dazu nicht-resorbierbares Nahtmaterial verwendet. Die Möglichkeit der Gastrotensometrie besteht nicht.

Nähte gegen ein Verrutschen

Nach erfolgreichem Verschluß des „Schwedischen Magenbandes" müssen mehrere Nähte zur Sicherung des Bandes gegen ein Verrutschen plaziert werden. Dabei werden Teile des Magens über das Band mit dem Pouch vereinigt. Prinzipiell wird ausschließlich nicht-resorbierbares Nahtmaterial verwendet.

Achtung: Das Annähen des Bandes und die Verletzung des aufblasbaren Anteils muß vermieden werden.

Die Nähte müssen so gestochen werden, daß das Magenband noch problemlos gefüllt werden kann. Damit ist gemeint, daß die Magenwand nicht zu straff über das Band genäht werden darf. Es muß ein Kanal verbleiben, der die Insufflation des Bandes ermöglicht.

Die Nähte werden vom Fundus aus begonnen. Es muß dabei darauf geachtet werden, daß dorsal liegende Fornixanteile nicht übersehen werden, da sie später nach oral hernieren können und den Ausgangspunkt für eine Pouchdilatation oder ein Slippage darstellen können. Die Nähte werden kleinkurvaturseitig beendet, wobei darauf zu achten ist, daß das Verschlußteil frei sichtbar und damit zugängig bleibt. Diese Maßnahme erleichtert spätere Revisionen oder eine Explantation des Bandes. Eine posteriore Naht ist bei diesem Band nicht notwendig und aufgrund der Bandgröße auch nur sehr schwer möglich.

Die weiteren Operationsschritte (Anschluß und Fixation der Portkammer) sind mit dem im Kapitel 7 beschriebenen Vorgehen identisch.

9 Konversion (Umsteigen von laparoskopischer auf „offene" Technik)

Der Umstieg von der laparoskopischen Technik zur „offenen" Technik (Laparotomie) kann verschiedene Gründe haben. Grundsätzlich ist die Implantation des Magenbandes der Zieleingriff und nicht die Laparoskopie. Treten intraoperative Komplikationen, die laparoskopisch nicht sicher zu beheben sind, auf, oder technische Unzulänglichkeiten verhindern eine laparoskopische Implantation, so muß auf eine Laparotomie gewechselt werden. Auf diese Möglichkeit muß im Rahmen des Aufklärungsgespräches explizit hingewiesen worden sein. Es gibt jedoch auch Patienten, die ausschließlich die laparoskopische Implantation wünschen und bei einer fehlenden Möglichkeit der minimal invasiven Vorgehensweise auf die offene Bandeinlage verzichten.

Achtung: Laparotomiebereitschaft muß bei allen laparoskopischen Eingriffen gewährleistet sein.

Folgende Umstände können eine Konversion (Laparotomie) notwendig machen:

1. *Intraoperative Komplikationen:*
- Blutung durch Verletzung von Milz und oder Leber
- Blutung aus magenwandnahen Gefäßen
- Magenwand- und Ösophagusverletzung

2. *Technische Unzulänglichkeiten:*
- laparoskopisch unzureichende Übersicht, z.B.:
  - extreme intraabdominale Fettansammlung
  - exzessive Vergrößerung des linken Leberlappens
- Fehlplazierung der Trokare
- Unzureichendes Pneumoperitoneum
- Ungeeignetes Instrumentarium

Bei der „offenen" Implantation des Magenbandes sollten folgende technischen Hinweise berücksichtigt werden:

1. Ausreichender Zugang zur hiatalen Region (ggf. Mobilisation des linken Leberlappens)
2. Protektion der Milz
3. Digitales Umfahren der Kardia (Abb. 53)
4. Herumführen des Schlauchendes um die Kardia unter Einschluß des kleinen Ligamentes
5. Dissektion des Ligamentes unter Sicht und magennahes Herumführen des Kuzmak-Bandes. Ein „schwedisches Band" wird unter Einschluß des kleinen Ligamentes plaziert.

Alle weiteren Schritte entsprechen dem laparoskopischen Vorgehen. Auf einen subtilen Bauchdeckenverschluß muß aufgrund der Narbenherniengefahr bei adipösen Patienten besonders hingewiesen werden.

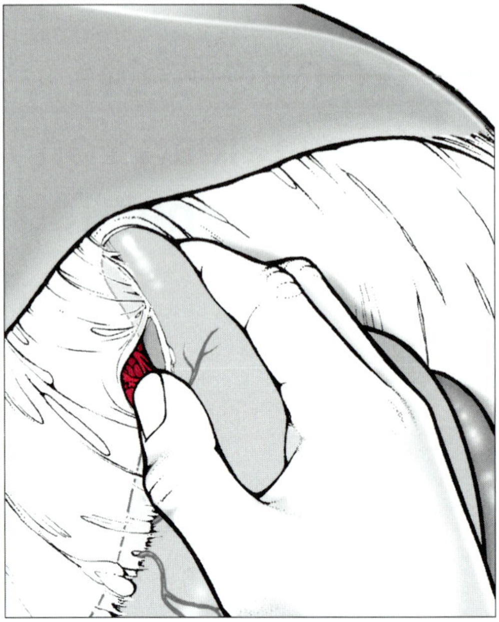

Abb. 53 Digitales Umfahren der Kardia im Rahmen der konventionellen (Konversion) Technik beim Magenband

10 Postoperative Behandlung

Postoperative Phase

Mit der Operation ist die Behandlung keineswegs abgeschlossen. Ganz im Gegenteil, sie beginnt jetzt erst recht, denn die Mitarbeit des Patienten ist gefragt. Wurden die Patienten in den frühen Vormittagsstunden laparoskopisch operiert, so kann bereits am Abend im Beisein des Pflegepersonals das erste Mal aufgestanden werden. Später beendete Operationen können auch den ersten „Aufstand" auf den ersten Tag nach der Operation verschieben. Am 1. postoperativen Tag wird die Magenverweilsonde entfernt. Der Patient kann aufstehen. Beim ersten Mal sollte jedoch das Pflegepersonal dabei sein. Sollte dies problemlos ohne Hilfe gelungen sein, so kann sich der Patient auf Station frei bewegen, selbständig die Toilette aufsuchen. Die Thromboseprophylaxe wird jedoch fortgesetzt. Die Verabreichung der Medikamente wird erst dann beendet, wenn der Patient sich vorwiegend außerhalb des Bettes aufhält. Das ist in der Regel erst in den folgenden Tagen der Fall. Der Grund für die Maßnahme ist der erhöhten Emboliegefahr bei adipösen Patienten zu suchen.

Es wird der erste Tee verabreicht. Dabei sollte zunächst vorsichtig und prinzipiell in kleinen Schlucken getrunken werden. Das Vorgehen, nur teelöffelweise den Tee zu verabreichen hat insbesondere einen wichtigen erzieherischen Effekt. Die Patienten müssen wieder lernen in kleinsten Portionen Flüssigkeit wie auch später Nahrung zu sich nehmen.

Dieses Verhalten muß intensiv trainiert werden, denn die Eßverhaltensstörungen sitzen tief im Unterbewußtsein. Wird der erste Tee problemlos vertragen, so kann die Flüssigkeitsaufnahme fortgesetzt werden. Am 2. postoperativen Tag erhalten die Patienten Schleim und Suppen.

Die Patienten müssen unter Anleitung lernen, nur in kleinsten Portionen die flüssigen Mahlzeiten zu sich zu nehmen. Nach unserer Erfahrung hat sich bewährt die rein

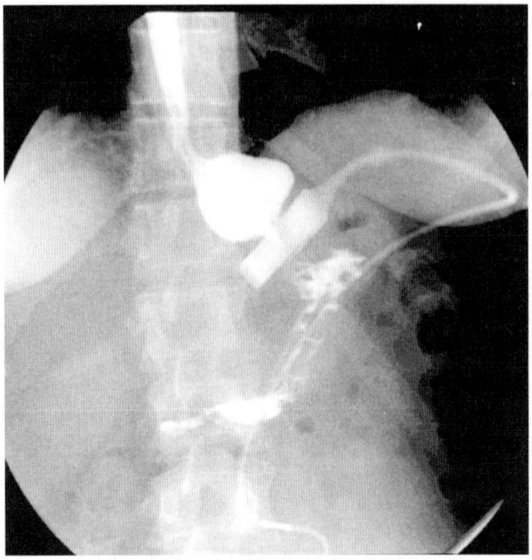

Abb. 54 Kontroll-Röntgen postoperativ (LAP-Band)

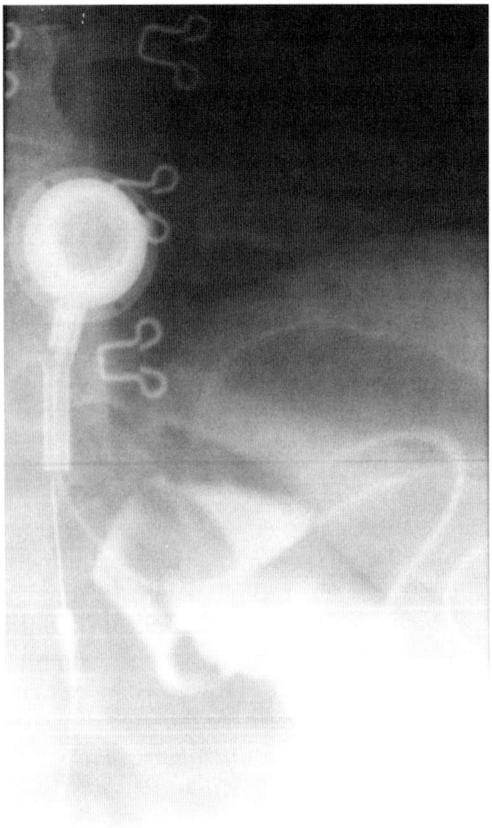

Abb. 55 Kontroll-Röntgen postoperativ (SAGB)

flüssige Ernährung bis zur Einstellung des Bandes fortzusetzen. Die Patienten haben zu diesem Zeitpunkt kein Hungergefühl. Die alleinige Verabreichung von Getränken ohne hohen Energiegehalt bringt bereits einen deutlichen Gewichtsverlust, ohne daß Unzufriedenheit wegen aufkommenden Hungers beklagt wird. Von entscheidender Bedeutung ist jedoch das Erlernen der ruhigen, bedächtigten und auf kleinste Volumina ausgerichteten Nahrungszufuhr. Dieser Lernprozeß muß durch die Ärzte und das Pflegepersonal begleitet werden. Ganz entschieden muß ein Erbrechen wegen überhasteter und unmäßiger Nahrungszufuhr verhindert werden. Jedes Erbrechen birgt die Gefahr von Komplikationen (z.B. Slippage) in sich. Diese Verhaltenstherapie ist einer der wesentlichen Gründe, weshalb die Patienten nicht zum frühestmöglichen Zeitpunkt entlassen werden. Erst wenn dieser Lernprozeß sichtbare Früchte getragen hat und das Auftreten von Symptomen einer frühen Komplikation nicht nachweisbar sind, wird der Entlassungstermin vereinbart. Eine Röntgenkontrolle nach Verabreichung eines flüssigen Kontrastmittels vor Entlassung zeigt die regelhafte Lage des Bandes an und schließt mögliche Komplikationen aus (Abb. 54, 55). Inzwischen haben wir unser Vorgehen dahingehend geändert, daß wir die Röntgenkontrolle zum frühestmöglichen Zeitpunkt, d.h. in der Regel am 1. postoperativen Tag durchführen und die regelrechte Bandlage bestätigen lassen. Im Falle von Komplikationszeichen lassen sich eventuell notwendige Relaparoskopien am Folgetag der Erstoperation weitaus unproblematischer durchführen, als am Tage der geplanten Entlassung.

Vor Entlassung sollte bereits der Termin für die Bandblockung fest vereinbart werden. Im abschließenden Arztgespräch wird der Patient nochmals detailliert über das notwendige Verhalten, die Symptome bei drohenden Komplikationen und die Notwendigkeit der späteren fortlaufenden Kontrolle informiert. Ein Kurzarztbrief informiert den Hausarzt über die wichtigsten Sachverhalte. Ein ausführlicher Arztbrief folgt.

Nothilfepass (Implantatpass)

Bei Entlassung erhält der Patient einen Implantatpass. Dieser Nothilfepass, der über das Bandimplantat in verschiedenen Weltsprachen informiert, wird dabei dem Patienten übergeben. Damit ist gewährleistet, daß auch im Ausland während eines Urlaubsaufenthaltes bei auftretenden Problemen die Ärzte über das Vorliegen eines Magenbandes informiert werden. Die englische Fachsprache wird von allen Ärzten weltweit angewandt. Im Notfall kann der behandelnde Arzt bei Verständigungsschwierigkeiten im Wörterbuch nachschlagen.

Achtung: Vor jeder Gastroskopie muß der untersuchende Arzt über das Vorhandensein eines Magenbandes unterrichtet werden. Darüber ist der Patient aufzuklären.

Vor der Untersuchung muß das Band unbedingt geöffnet werden. Durch eine Punktion der Portkammer muß die gesamte Füllung abgelassen und nach der Untersuchung wieder aufgefüllt werden. Andernfalls ist nicht nur die Untersuchung unmöglich, sondern es kann zu Verletzungen kommen!

Die telefonische Erreichbarkeit der Klinik, die die Erstoperation durchgeführt hat, sollte dabei auf dem Nothilfepass stets vermerkt sein.

MEDICAL INFORMATION

This person has an adjustable gastric banding system implanted around the stomach to assist in weight loss.

Before prescribing oral medications or performing any gastric or abdominal procedure, please consult the patient's bariatric surgeon:

Cette personne a fait l'objet d'une opération fin dimplanter un bande de striction gastrique pour le traitement de lobé sité. Vouillez appeler si vous avez des questions à poster:

An dieser Person wurde ein Eingriff vorgenommen, ein verstellbares Silikon-Magenband zur Behandlung von extremer Korpulenz einzusetzen. Rufen Sie bitte an, falls Sie irgendwelche Fragen haben:

Questo individuo ha subito un intervento per introdurre una Facia gastrica regolabile al silicone per la cura di forte obesita. Si prega di telefonare per ulteriori informazioni:

A esta persona se le praticó un implante de una banda gástricá de silicona ajustable para el tratamiento, de una obesidad grave. En caso de tener alguna pregunta por favor llame a:

Germany: Krankenhaus Nordwest, D-60488 Frankfurt, Oberarzt Priv.-Doz. Dr. R. Weiner, Tel. 069-7601 1

Arztbrief

Der Arztbrief besitzt bei dieser Art von Eingriffen, die im niedergelassenen Bereich noch weitgehend unbekannt sind, eine besondere Bedeutung. Er muß dem Patienten unbedingt bereits bei Entlassung mitgegeben werden und detaillierte Informationen über Indikation zum Eingriff, Art der Operation und Nachbehandlung enthalten. Ferner sollten Symptome, die eine Wiedervorstellung im Behandlungszentrum erforderlich machen, aufgeführt werden. Der nächste ambulante Vorstellungstermin muß bereits determiniert sein.

Herrn
Dr. med. Herbert Mustermann
Bahnhofstr. 1

65432 Musterstadt

28. 8. 1998 Dr. Mei/Fü

Diagnosen: Morbide Adipositas (Grad III) mit einem Körpermassenindex von 55,56
Nebenbefunde: Diabetes mellitus Typ IIa, arterielle Hypertonie
Therapie: Laparoskopisches Gastric Banding

Sehr geehrter Herr Kollege,

vielen Dank für die Überweisung der Patientin
Frau **Musterfrau, Monika, geb. 19. 9. 1955, wohnhaft: Landstraße 2, 98765 Nirgendwo**
die sich vom 18. bis 26. 8. 1998 in unserer stationären Behandlung befand.
Nach stationärer Aufnahme der Patientin erfolgte die nochmals umfassende internistische Abklärung von Begleiterkrankungen einschließlich Lungenfunktionsprüfung, Bioelektroimpedanzmessung, Oberbauchsonographie mit Volumenmessung für den linken Leberlappen und weiterer diagnostischer Maßnahmen. Die Aufklärung über den Eingriff und seine Risiken wurde auf der Grundlage der bereits im ambulanten Vorfeld durchgeführten Aufklärungsgespräche vertieft.
Nach entsprechender Vorbereitung führten wir am 19. 8. 1998 die laparoskopische Implantation eines steuerbaren „Magenbandes" durch.
Das Bandsystem wurde subkardial so um den Magen gelegt, daß ein Pouch mit einem Füllvolumen von 15 ml Fassungsvermögen resultierte.
Die Präparation des Tunnels erfolgte von der kleinen Kurvatur etwa 2 cm unterhalb des Hiatus und oberhalb der Bursa omentalis bis zum His-Winkel.
Zur Prophylaxe einer Herniation („Slippage") wurde laparoskopisch das Band mit einer Magenmanschette übernäht. Das Band kann über ein gleichzeitig subkutan implantiertes Portkammersystem durch Füllung gesteuert werden.
Wir ermittelten intraoperativ durch Druckmessung (Gastrotensometer) das optimale Füllvolumen. Bei Beendigung der Operation wurde das Band im ungefüllten Zustand belassen, um ödematöse Schwellungen und postoperatives Erbrechen zu vermeiden. Der unmittelbare postoperative Verlauf war völlig komplikationslos. Der Patient wurde sofort mobilisiert und begann mit oraler Flüssigkeitszufuhr am 1. postoperativen Tag.
Bei Entlassung am 26. 8. 1998 wurden dem Patienten ein Implantatpass sowie ein Hinweisschreiben über die Diätführung in den ersten 4 Wochen übergeben.
Wir dürfen Sie herzlich bitten, die weitere Betreuung mit uns gemeinsam zu übernehmen. Dazu möchten wir Sie mit dem weiteren Procedere vertraut machen:

Für die **ersten 4 Wochen** sollten die Patienten ausschließlich Flüssigkeiten (Tee, Fruchtsäfte, Trinkjoghurt, Suppen) zu sich nehmen. Nach 4 Wochen führen wir bei bereits eingetretenem Hungergefühl unter radiologischer Kontrolle die Bandblockung durch. Zeigen die Patienten zu diesem Zeitpunkt der Wiedervorstellung kein Hungergefühl und die Gewichtsabnahme ist regelrecht, so führen wir die Bandeinstellung zu einem späteren Zeitpunkt durch. Nach Bandfüllung sollten die Patienten für **weitere 4 Wochen** nur breiige Kost zu sich nehmen. Das Körpergewicht wird wöchentlich einmal kontrolliert. Eine Substitution mit **Multivitamin**präparaten wird angeraten. Nach Ablauf dieser Zeit kehren die Patienten zur festen Nahrungsaufnahme zurück. Gut gekaut sollten die drei Hauptmahlzeiten beibehalten werden. Langfaserige Nahrungsbestandteile (Fleisch, Spargel) bergen Gefahren und sollten vermieden werden.

Muster

In den ersten Wochen sollten Tabletten zerkleinert werden.
Akutes und sich wiederholendes Erbrechen sind Anlaß zur sofortigen Vorstellung in der Klinik. Die Entlastung mit der Magensonde kann als **Notfallmaßnahme** auch ambulant durchgeführt werden. Die Vorstellung in unserer Klinik sollte dennoch erfolgen.

Vor einer Gastroskopie sollte das Band ebenfalls „entblockt“ werden. Der die Untersuchung durchführende Arzt muß über die Situation des „Banding“ informiert sein.

Grundsätzlich lassen sich die Bänder wieder entfernen. Aus weltweiten Erfahrungen sollte außer bei Komplikationen auf die Entfernung des Bandes verzichtet werden, da viele der Patienten zu ihren alten Eßgewohnheiten und damit zu ihrem Ausgangsgewicht zurückkehren.
Wir würden zur Vervollständigung unserer Erfahrungen und zur Gewinnung von Langzeitergebnissen gern die Patienten in größeren Abständen sehen oder über sie die Informationen über das erfolgreiche „Abnehmen“ erhalten. Bei allen Problemen und Fragen stehen wir Ihnen jederzeit zur Verfügung.

Als **allgemeine Information** dürfen wir bei dieser Gelegenheit an Sie weitergeben, daß wir gegenwärtig eine Indikation zur operativen Behandlung nur dann sehen, wenn

1. die Adipositas mehrere Jahre besteht
2. der Körpermassenindex über 40 ist (Körpergewicht dividiert durch Quadrat der Körperlänge in m)
3. alle konservativen Maßnahmen über ein Jahr erfolglos blieben
4. das Alter zwischen 18 und 65 Jahren liegt
5. der Patient kein „Sweeter“ ist, d.h. sich nicht durch süße Getränke (Cola) oder Eis sein Übergewicht erzeugt
6. die Patienten ein ausreichend Maß an Kooperationsfähigkeit ausweisen und
7. die Nebenerkrankungen kein zu hohes Operationsrisiko ergeben.

Letzte Medikation bei Entlassung: Wir vereinbaren den nächsten Wiedervorstellungstermin in unserer Ambulanz am Montag, den 29. 9. 1998, 15.00 Uhr zum Bandblocken.

Mit kollegialen Grüßen

Chefarzt der Klinik Oberarzt Stationsarzt

Postoperative ambulante Behandlung

Für die ersten 4 Wochen nach Entlassung hat es sich bewährt, daß die Patienten nur flüssige Nahrung zu sich nehmen. Damit sind vom Trinkjoghurt, über Suppen verschiedenster Art und Fruchtsäfte alle flüssigen Kostformen erlaubt. Dennoch sollte bei der Auswahl auf den Energiegehalt geachtet werden. Hochwertige Babykost oder Fertignah rungen der künstlichen Ernährung sind daher ungeeignet und sollten strikt gemieden werden.

Entscheidend ist, daß die bereits im Krankenhaus geübte Technik der kleinportionierten Nahrungszufuhr in Ruhe fortgesetzt wird. Jedes Erbrechen ist weiterhin strikt zu meiden. Sollten Patienten, die in ihrer Vorgeschichte eine verschwiegene Bulimie-Erkrankung gehabt haben, dennoch glauben ein Erbrechen herbeiführen zu müssen, sollen sie sich umgehend im Krankenhaus wieder vorstellen. Eine begleitende Verhaltenstherapie ist in diesen Fällen unumgänglich.

Der Hausarzt erhält von der Klinik einen umfassenden Arztbrief, der neben Informationen über die durchgeführte Operation auch Hinweise über die Ernährung und Lebensführung enthält. Er übernimmt die allgemeine ärztliche Betreuung, verordnet den Patienten Vitaminpräparate und kontrolliert die Blutwerte. Bei allen Unregelmäßigkeit und Fragen kann er sich mit der Klinik in Verbindung setzen.

Treten jedoch Zeichen möglicher Komplikationen auf, so muß direkt die Klinik, welche die Operation ausgeführt, mit oder ohne telefonischer Vorankündigung aufgesucht werden. Bestehen größere Entfernungen, so kann im Ausnahmefall auch ein anderes Zentrum, welches diese Operationstechnik ausführt, aufgesucht werden. Bei einem geplanten Auslandaufenthalt sollte daher stets im Zentrum nachgefragt werden wo sich im entsprechenden Land bekannte Zentren für Adipositas-Chirurgie befinden.

Alarmsymptom Nr. 1 ist die plötzlich einsetzende Unfähigkeit, Nahrung oder Flüssigkeiten zuzuführen. Wenn geringste Mengen an Flüssigkeit sofort wieder erbrochen werden, so muß innerhalb kürzester Zeit die Klinik aufgesucht werden. Das ist unabhängig davon, ob es nachts, an Feiertagen oder mitten in der Silvesternacht ist. Gleiches gilt für Bluterbrechen oder andere plötzlich auftretende Symptome.

Achtung: Die Patienten sind intensiv über diese Symptome und das notwendige Verhalten aufzuklären!

Nach problemlosen Verlauf der ersten 4 bis 6 Wochen wird ambulant die Bandblockung vorgenommen. Voraussetzung ist einsetzendes Hungergefühl und nachlassender Gewichtsverlust. Fehlt der Hunger und der Gewichtsverlust ist ausreichend so kann die Bandfüllung hinausgeschoben werden. Später ist der regelmäßige Kontakt zur Ambulanz der Klinik wichtig, um Unregelmäßigkeiten in der Gewichtskurve zu erfassen (Tabelle 6). Die Oberbauchsonographie wird zur Kontrolle einer eventuellen Gallensteinbildung durchgeführt. Laboruntersuchungen sind nur in der Phase der drastischen Gewichtsreduktion notwendig und können später durch den Hausarzt fortgesetzt werden.

Anamnese und Untersuchung beinhalten stets eine Ernährungsberatung und die Erhebung des aktuellen Gewichts.

Patientenführung und Aufklärung über ein „Leben mit dem Band"

Die weitere und lebenslange Führung der Patienten ist eine unabdingbare Voraussetzungen für den Erfolg des „Gastric Banding"

Tabelle 6 Nachuntersuchungen in der Klinik-Ambulanz

Zeitpunkt Monate postop.	Anamnese/Status	Untersuchungen Röntgen	Sonographie[1]	Labor
1	✗	✗		✗
3	✗			✗
6	✗		✗	✗
9	✗			✗
12	✗		✗	✗
15	✗			
18	✗		✗	✗
21	✗			
24	✗		✗	✗
30	✗			
36	✗		✗	
42	✗			
48	✗		✗	
54	✗			
60	✗		✗	
weiter jährlich				

1: zur Erfassung einer Gallensteinbildung

wegen morbider Adipositas. Die Operation ohne eine gesicherte und fachgerechte Führung des Patienten führt zum Mißerfolg.

Es entsteht damit sofort die Frage, wer soll diese Patientenbetreuung übernehmen? Diese Frage läßt sich nur in einer Hinsicht eindeutig beantworten: Der Chirurg muß immer in die Betreuung der Patienten ein bezogen bleiben. Er darf keineswegs die Nachsorge vollständig in andere Hände legen oder im Extremfall ungesichert sein lassen.

Die Mitwirkung von Psychologen, Internisten, Radiologen und Diätassistentinnen ist wertvoll und oftmals notwendig.

Nur der Chirurg ist jedoch in der Lage Gefahren und drohende Komplikationen rechtzeitig zu erkennen und zu behandeln.

Es ist daher unumgänglich, daß jeder Chirurg sich selbst und seine Bedingungen genauestens überprüft, ehe er sich mit dieser Art von Chirurgie beschäftigt.

Bei der Patientenführung gilt es folgende Schwerpunkte ohne Rang- und Reihenfolge zu beachten und dem Patienten zu vermitteln:

Das Leben mit dem Band

Das tägliche Leben, Beruf, Familie und Freizeit werden durch das Band verändert. Diese Einschätzung muß unter der Gesamtsicht für den einzelnen Patienten positiv gesehen werden. Das Wissen über diese Veränderungen müssen dem Patienten vermittelt und ihm bewußt gemacht werden. Erst wenn der Patient bewußt wahrnimmt, warum und wofür diese Veränderungen in Kauf genommen werden, stellt sich die vollständige Zufriedenheit ein.

Mit der Entlassung aus dem Krankenhaus hat für den Patienten ein neuer Lebensabschnitt begonnen. Bereits nach kurzer Zeit wird der Gewichtsverlust bemerkt und verändert die Stimmungslage und zwar zum positiven. Die Exazerbation von Psychosen ist in Einzelfällen beschrieben worden.

Es ist unbedingt wichtig, daß sich der Patient stets daran erinnert, daß das Band vorhanden ist und jeder Fehler in der Nahrungszufuhr den Erfolg wieder gefährden kann. Es soll dabei nicht die Angst vor Fehlern der ständige Begleiter sein. Durch ständiges bewußt langsames Essen nach ausführlichem Kauen muß der Patient sein neues Eßverhalten trainieren.

Rascher Gewichtsverlust bringt viele Patienten zur Euphorie, die in einen gefährlichen Sport umschlagen läßt. Erfolge verleiten dazu, noch schneller, noch mehr abzunehmen. Sie essen weniger, als das Band zuläßt oder sind sogar in der Lage zu hungern, nur um des noch schnelleren Erfolges willen. Das ist jedoch nicht richtig. Der Vorteil des steuerbaren Magenbandes besteht ja gerade darin, daß über einen absehbaren Zeitraum von 1 bis 2 Jahren die Gewichtsnormalisierung erfolgt. Damit werden Mangelerscheinungen und Stoffwechselstörungen vermieden. Die elastische Haut kann sich besser anpassen, so daß kosmetische Probleme sich verringern lassen. Die regelmäßige Gewichtskontrolle durch die Klinik ist daher von besonderer Bedeutung, um solche Patienten von ihrem falschen Weg abzubringen.

Umgekehrt kann es jedoch zu einem zu geringen oder gar fehlenden Gewichtsverlust kommen. Auch diese Patienten müssen sich in der Klinik vorstellen. Es dabei jedoch durchaus normal, daß im Rahmen der Gewichtsreduktion nach einigen Monaten auch einmal über 3 bis 4 Wochen kein Verlust auftritt. Entscheidend ist das Verhalten der Gewichtskurve über längere Zeiträume. Fehlende oder zu geringe Abnahme sind Anlaß genau das Ernährungsverhalten zu untersuchen. Vor allem gilt die Aufmerksamkeit der Nahrungszusammensetzung. Was wird gegessen? Wird ein Sättigungsgefühl erreicht? Wieviel kann gegessen werden? Wie sieht die körperliche Aktivität aus?

Häufig liegen Fehler bei der Nahrungsauswahl vor. Fettreiche Kost oder die Zufuhr von hochkalorischen Getränken führen zu einer nahezu ausgeglichenen Energiebilanz. Damit kann jedoch kein Abbau der Fettdepots erreicht werden.

Die Ursachen liegen darin, daß Gewohnheiten beim Einkauf und bei der Nahrungszubereitung nicht aufgegeben wurden. Es ist nun einmal bewiesen, daß Adipöse mehr Fett und erstaunlicherweise weniger Zucker als Normalgewichtige verzehren. Beim Einkauf sind die Weichen bereits zu stellen. Teures Fleisch (Geflügel) und billigerer Käse (fettarm) haben meist ein besseres Eiweiß-Fett-Verhältnis, als die gewohnten Gerichte, die bislang in der Familie üblich waren. Das trifft auch auf die fettsparende Zubereitung (Römertopf, Grillen, beschichtete Pfannen) zu.

Hochkalorische Fruchtsäfte sind ebenso wie Süßspeisen weitere verborgene Energiequellen, die sich wegen ihrer flüssigen Form besonders gut durch das Band auch in größeren Volumina transportieren lassen. Alkohol ist ein echter Energielieferant und sollte weitgehend gemieden werden.

Erst nachdem in gründlicher Analyse der am besten schriftlich festgehaltenen Nahrungsportionen eine Fehlernährung ausgeschlossen werden konnte, wird die Passage durch das Band röntgenologisch kontrolliert. Ist das Band zu weit offen, so erfolgt eine „Engerstellung".

Es ist jedoch auch möglich, daß durch unvernünftig starke Nahrungszufuhr über den Sättigungszeitpunkt der „Pouch" mit der Zeit aufgedehnt wurde. Das Fassungsvolumen ist größer geworden, so daß die Gewichtskurve, nicht wie beabsichtigt am Ende der Gewichtsreduktion, also nach 1–2 Jahren, sondern mittendrin zum Stehen kommt.

In dieser Situation kann zunächst versucht werden, durch eine drastische Verkleinerung der Nahrungsmengen pro Mahlzeit wieder eine „Tonisierung", d.h. Verkleinerung des Pouches zu erreichen. Schlägt diese Maßnahme fehl oder die Patienten sind aufgrund der fortbestehenden Eßverhaltensstörung nicht in der Lage sich zu reglementieren, so muß auch an eine operative Verkleinerung des Pouches (s. Kapitel 13) gedacht werden.

Die Familie muß „mitziehen"

Bei der Umstellung der Ernährung, insbesondere der Nahrungsaufnahme zu den gemeinsamen Mahlzeiten, muß die Familie aktiv einbezogen werden. Langsames Essen in Ruhe ist enorm wichtig. Die Patienten sollen sich nicht zu hastigem Schlingen, wie in der Vergangenheit, verleiten lassen. Die Familienangehörigen müssen dazu miterzogen werden. Sie sollten daher an den Beratungsgesprächen mit teilnehmen. Selbstverständlich sollten die Operierten trotz geringerer Mengen noch längere Zeit benötigen, als die übrigen Personen in der Familie während der Mahlzeit. Wir verwenden oftmals folgendes Gleichnis in der Sprechstunde: Wenn eine Pizza (nicht unbedingt stets ein optimales Gericht für Bandträger, aber als Beispiel anschaulich) bestellt wird, so brauchen Sie keine eigene Pizza für sich selbst ordern. Sie essen 1/12 von Ihrem Partner. Wichtig ist erstens, daß Sie sich genausoviel Zeit lassen, wie Ihr Partner für 11/12 braucht. Zweitens sollen Sie beide nicht in 8 Minuten fertig sein, sondern sich mindestens eine halbe Stunde Zeit für diese Mahlzeit gönnen.

Gleichzeitig muß die Bereitschaft in der Familie vorhanden sein, daß die Mahlzeiten anders gestaltet werden. Die gesündere Nahrungsauswahl und das fettsparende Zubereiten sollte nicht nur für den Operierten erfolgen, sondern alle Mitglieder der Familie sollten von einer gesunden Ernährung profitieren. Hier entstehen erfahrungsgemäß die meisten Probleme. Es muß daher schwierige Überzeugungsarbeit geleistet werden. Da es sich bei den Operierten häufig um die Mütter der Familien handelt, ist diese Maßnahme zur Vorbeugung einer Adipositas bei ihren Kindern besonders wichtig. Bekanntermaßen besteht ja vielfach eine erbliche Neigung zu Übergewicht. Da in Deutschland bereits jedes vierte Schulkind übergewichtig ist, sollte von dieser Möglichkeit unbedingt Gebrauch gemacht werden. Größere Umstellungsprobleme zeigen aus den Berichten von Patientinnen die Ehepartner. Es ist nur schwer durchzuhalten, neben Familie, Haushalt und Beruf auch noch zwei unterschiedliche Kostformen zu zubereiten.

Bewußte Nahrungsauswahl und -zusammenstellung

„Nie mehr Diät" dieser Slogan trifft für alle Patienten nach erfolgreicher Implantation eines steuerbaren Magenbandes zu.

Damit ist jedoch gemeint, keine Pülverchen, keine Trennkost, keine sonstigen Diätprogramme zur Gewichtsreduktion. Dafür vollwertige Kost in kleinen Portionen und die auch noch gut gekaut und langsam gegessen. Der Magenband-Patient ist also der ideale Gast für jedes teure Gourmet-Restaurant.

Wenn man es ganz genau nimmt, handelt es sich eigentlich um die Ernährung, die man jedem Menschen raten sollte, um nicht erst ein Übergewicht zuzulegen. Hätten die Patienten in frühen Jahren, als sie noch normalgewichtig waren, sich so ernährt, hätten sie niemals eine Adipositas entwickelt.

Ganz so einfach, wie es hier gesagt wurde, ist es dennoch nicht.

Die 10 „goldenen" Grundregeln für die Nahrungsaufnahme (s. Kapitel 12) beinhalten in erster Linie den technischen Aspekt des Essens. Die Frage, was gegessen wird ist jedoch genauso wichtig.

Folgende Grundanforderungen sollen an die Nahrung im weitesten Sinne während der Gewichtsreduktion gestellt werden:

1. minimales Nahrungsvolumen
2. Deckung des Wasserbedarfs
3. Energiegehalt unter Energiebedarf
4. Deckung des Vitamin-, Mineralien- und Spurenelemente-Bedarfs

Wie lassen sich diese Forderungen praktisch realisieren?

zu 1: Das Nahrungsvolumen wird durch das Band eingeschränkt. Voraussetzung ist jedoch, daß bei dem geringsten Sättigungsgefühl die Nahrungszufuhr abgebrochen wird.

zu 2: Reichliches Trinken von energiefreien (Wasser, Tee) oder energiearmen (verdünnte Fruchtsäfte, frisch gepreßt, ungezuckert) Flüssigkeiten im Abstand zu den Mahlzeiten.

zu 3: Gezielte Auswahl der Nahrung und Zubereitung nach folgenden Prinzipien:

1. Reich an Eiweiß: Die ausreichende Zufuhr an Eiweiß bringt Probleme bei der Auswahl, da in verschiedenen Speisen Eiweiß und Fett kombiniert vorhanden sind. Es ist daher einfacher, verstärkt auf pflanzliches Eiweiß auszuweichen.

2. Arm an Fett: Die Kombination von Eiweiß und Fett in tierischen Produkten, wie in Milch und Fleisch, bringt Schwierigkeiten mit sich. Um eine angestrebte Zufuhr von 50 g Eiweiß pro Tag zu erreichen, wurde die Kurzformel aufgestellt: Teures Fleisch und billiger Käse.
Damit ist zum einen mageres Fleisch, insbesondere Wild und Geflügel gemeint. Beim Käse sind meist die billigeren Sorten mit höherem Eiweißgehalt zu bevorzugen. Wegen der Eiweißfäulnis werden sie auch als „Stinker" bezeichnet.

3. Wenig hochraffinierter Zucker als Kohlenhydrate: Während Brot den Zucker in den günstigeren Speicherformen enthält und daher prinzipiell zu empfehlen ist, enthalten alle anderen Bäckerei- und Konditoreiprodukte vorwiegend hochraffinierte Zucker. Kuchen und Gebäck sind daher ungeeignet. Der besonders große Sündenfall ist, wenn hier noch die Kombination mit fettreicher Schlagsahne gewählt wird.
Diese Dinge waren und bleiben tabu. Der eigene Geburtstag könnte als große Ausnahme akzeptiert werden.

4. Reich an Vitaminen und Mineralstoffen: Die Deckung an Vitamin- und Mineralstoffen stellt ein besonderes Problem dar. Der Verzehr von frischem Gemüse und Obst ist dringend zu raten. Frisch gepreßte Obstsäfte sollten verdünnt werden und tragen ebenfalls zur Deckung des Vitaminbedarfs bei. Es wird dennoch in der Phase der stärksten Gewichtsreduktion die zusätzliche Gabe von Vitaminpräparaten empfohlen, um den durch den Abbauprozeß körpereigener Substanzen erhöhten Bedarf zu decken.

5. Fettarme Zubereitung: Die Küchentechnik sollte sich grundlegend umstellen. Die heimlichen Fettreserven liegen nicht nur in den Nahrungsbestandteilen, wie sie vom Fleischer oder aus dem Supermarkt bezogen werden, sondern auch in der Küchentechnik begründet. Jedes Braten in Fett, jede Mehlschwitze bringt versteckte Energien auf den Teller. Aus diesem Grunde sollten fettfreie oder fettarme Techniken (Römertopf, Grillen, Raclettte u.a.) in die Küche Einzug halten.

6. Schwer kaubare Nahrungsmittel pürieren: Auch bei einem gutem Gebiß lohnt sich die Anschaffung eines Küchengerätes, mit dem sich bestimmte Nahrungsbestandteile pürieren lassen. Insbesondere in der Phase der Gewichtsreduktion kann bei einer notwendig gewordenen engen Einstellung des Bandes die Zunahme einiger Nahrungsmittel und Speiseteile Probleme bereiten. Diese sollten dann lieber püriert werden, um sie nicht ganz vom Speiseplan zu vertreiben.

7. Ausschluß bestimmter Nahrungsmittel aus der Küche: Es gibt eine Reihe von Nahrungsmitteln, die sich nur schwer zu sich nehmen lassen und die Gefahr einer Stomaokklusion hervorrufen. Dazu zählen alle zellulosereichen zähen Obst- und Gemüsesorten. Holziger Spargel oder holzige Apfelsinen sollen hier nur stellvertretend genannt werden. Sie lassen sich bei langem Kauen kaum so zerkleinern, daß sie gefahrlos geschluckt und durch das Band transportiert werden können. Sie sollten von Magenbandträgern nicht gekauft werden. Sind sie doch in der Küche gelandet und kein anderes Familienmitglied besteht ausdrücklich auf deren Genuß, so sollten diese der Biotonne zugeführt werden.

Enge Verbindung mit der Klinik halten

Bereits wenige Wochen nach der Operation haben sich die Operierten an das Leben mit dem Band mehr oder weniger gewöhnen können. Viele haben im Alltag, Beruf und Familie „ihren Mann zu stehen" und dabei vielfach auch den Aufenthalt im Krankenhaus verdrängt.

Dennoch ist es für den Erfolg der Behandlung enorm wichtig, daß durch die Klinik in einem Erfassungssystem die Gewichtskurve in mindestens 3monatigen Abständen registriert wird. Diese Erfassung kann zwar fernmündlich oder auch schriftlich erfolgen, sofern die allgemeine Betreuung durch den Hausarzt gesichert ist. Dennoch ist die klinische „Überwachung" zuverlässiger. Das trifft in einem ganz besonderen Maße auf das reale aktuelle Körpergewicht zu. Die Klinik sollte wissen, ob es dem Patienten gut geht und wieviel er zur Zeit wiegt. Diese Kontrolle sollte ein Leben lang erfolgen, wenn auch dann in größeren Zeitabständen. An Hand der Gewichtskurve kann der Chirurg in der Klinik erkennen, ob die Gewichtskurve im Bereich der Norm liegt oder ob Auffälligkeiten vorliegen. Diese können sich sowohl in einer ungenügenden, einer zu starken Gewichtsabnahme, als auch in einer erneuten Gewichtszunahme äußern. Nur in diesen Fällen sind Kontrollen notwendig. Nachdem keine Fehler in der Nahrungsaufnahme sich erheben lassen, muß das Band durch eine Röntgenuntersuchung kontrolliert und gegebenenfalls „nachgestellt" werden.

Letztendlich geht es bei der Kontrolle auch um eine Langzeitprüfung des Verfahrens, um weitere wissenschaftliche Erkenntnisse mit dieser Technik und für deren Weiterentwicklung zu sammeln. Es ist eine wichtige Maßnahme der Qualitätskontrolle.

Körperliche Aktivität steigern – Sport treiben

Wenn aufgrund des Übergewichtes über Jahre keine sportliche Betätigung mehr möglich war, so müssen Sie die Patienten mit einem Magenband ihre neuen Möglichkeiten umfassend nutzen. Dazu gehört auch die sportliche Aktivität.

Viele Patienten konnten vor der Operation keine Treppen mehr steigen, weil sie heftige Atemnot bekamen. Bereits nach Verlust von 20 kg spürt man die veränderte Beweglichkeit. Diese muß genutzt werden. Raten Sie dem Patienten: „Steigen Sie jede Treppe und verzichten auf jeden Fahrstuhl wo nur möglich. Haben Sie ein Gewicht um 100 kg erreicht, nehmen Sie eine sportliche Tätigkeit nach Ihrem Geschmack und Möglichkeiten auf." Viele Patientinnen und Patienten sind bereits mit höheren Gewichten dazu in der Lage. Der Energieverlust durch die Bewegung verbessert das Wohlbefinden, erhöht die Elastizität der Haut und beschleunigt den Gewichtsverlust. Das Magenband schließt keine der üblichen Sport- und Bewegungsarten aus. Die Aufhangung der inneren Organe, wie die des Magens, sind so angelegt, daß auch ein Silikonring um den Mageneingang kein Hemmnis für Sport darstellt. Das Bandsystem als Verbindung zum Port ist so lang, daß keine Spannungen auftreten können. Dennoch sollten „Extremsportarten", die mit heftigen Erschütterungen einhergehen, vermieden werden. Dazu zählen Fallschirm- und Bunjee-Springen, Leistungs-Geräteturnen, Trampolin und vergleichbare Techniken. Es gibt bislang keine negativen Erfahrungen bei diesen Sportarten. Wahrscheinlich liegt es daran, daß diese Sportarten von Patienten mit einem Magenband selten ausgeführt werden. Denkbar sind jedoch Komplikationen bei dieser Art von Extrembelastungen.

Viele unserer Operierten spielen Tennis, Joggen, fahren Rad, nehmen an Gymnastik-Kursen teil oder schwimmen regelmäßig, ohne daß Probleme irgendeiner Art bislang beobachtet wurden.

Bei einem untrainierten Menschen muß unabhängig vom Gewicht vorsichtig an die körperliche Belastung herangegangen werden. Die Leistung kann nur schrittweise gesteigert werden.

Achtung: Es gibt jedoch Warnsignale, die bei Wiederaufnahme sportlicher Aktivität zu einem sofortigen Abbruch Anlaß geben.

Dazu zählen:
- Schmerzen und Druckgefühl auf dem Brustkorb
- Schmerzen mit Ausstrahlung in den linken Arm oder linke Schulter
- Atemlosigkeit
- unregelmäßiger Puls und starkes Herzklopfen
- Sehstörungen, Übelkeit, starker Schweißausbruch, Wadenschmerzen

Über diese Alarmsymptome müssen die Patienten aufgeklärt werden. Es ist daher zu empfehlen, bei Wiederaufnahme einer regelmäßigen sportlichen Tätigkeit sich ärztlich geleiteten Übungsgruppen anzuschließen.

Bandeinstellung und -steuerung

Der besondere Vorteil des steuerbaren Magenbandes ist seine Steuerbarkeit.

In der Regel wird bei etwa zwei Drittel der Patienten das Band einmal 4 bis 6 Wochen nach der Operation unter Röntgenkontrolle eingestellt (s. Abb. 54, 55).

Bei einer regelrechten Gewichtsabnahme ohne auftretendes Hungergefühl kann das Band zunächst offen bleiben. Erst wenn die Gewichtskurve zu stagnieren beginnt und ein stärkerer Hunger auftritt, sollte das Band eingestellt werden.

Danach erfolgt die planmäßige Gewichtsabnahme, ohne daß Korrekturen in der Bandeinstellung notwendig werden.

Bei einem Drittel der Patienten werden Korrekturen notwendig. Gründe können sowohl die zu starke als auch die zu geringe Gewichtsabnahme sein. Es ist daher von entscheidender Bedeutung für den Erfolg der Behandlung, daß regelmäßig, spätestens jedoch quartalsweise Rückmeldungen über das aktuelle Körpergewicht bzw. den Gewichtsverlust in der Klinik eingehen. In unserer Klinik werden die Gesamtheit der Daten in einem Computerprogramm verarbeitet. Dadurch ergibt sich ein ständiger Überblick über den Stand der Gewichtsabnahme. Durch einen ständigen Vergleich mit den „Normalwerten" kann entschieden werden, ob Korrekturen vorgenommen werden müssen. Bevor jedoch eine Veränderung in der Bandeinstellung erfolgt, müssen nochmals intensiv und tiefgründig das Eßverhalten, die Nahrungszusammensetzung und Bewegungsaktivität eruiert werden, um Fehler aufzudecken, die unabhängig von der Bandfüllung sonst fortbestehen würden.

Tritt bei einer zu starken Bandfüllung eine Pouchdilatation (s. Kapitel 11) auf, so muß das Band etwas entblockt werden. Tritt kein

Sättigungsgefühl mehr ein und die Passage ist weitgehend ungehindert, so muß nachgefüllt werden.

Eine Reihe von Patienten läßt sich auch bei Auslandsaufenthalten, insbesondere bei Reisen in Entwicklungsländern oder bei Abenteuerurlauben in unzugänglichen Gebieten das Band entblocken, um möglichen Komplikationen vorzubeugen. Ob dies gerechtfertigt ist, läßt sich im nachhinein nur schwer abschätzen.

Weitere Gründe, das Band zu öffnen sind Verschlüsse des Stomas (Bandöffnung) durch Nahrungsbestandteile (Okklusion). Es handelt sich in der Regel um Notfallsituationen.

Die Öffnung des Bandes aus nicht medizinisch begründbaren Situationen heraus, wie zu Einladungen auf Partys, Geschäfts- oder Festessen müssen abgelehnt werden. Auch das Weihnachtsfest mit einem geplanten Festessen ist, wie von einer Patientin vorgetragen, kein Grund zur Bandentblockung. Es kommen also prinzipiell nur medizinisch begründbare Veränderungen am Füllungszustand des Bandes in Frage. Dafür gibt es mehrere Gründe. Das Risiko der Operation wurde mit einem klar definierten Behandlungsziel in Kauf genommen. Die weitere Mitwirkung des Patienten ist daher eine entscheidende Voraussetzung für den Erfolg. Auch aus psychologischen Gründen ist es nicht nachvollziehbar, daß der Eßstörungen wieder freien Lauf gelassen werden soll. Wichtig ist jedoch, daß jede Punktion die Gefahr der Keimverschleppung von außen in das Fremdmaterial beinhaltet. Die Infektion des Portsystems kann erhebliche Gefahren für den Patienten und die Funktion des Bandes heraufbeschwören.

Achtung: Auf eine gründliche Hautdesinfektion und sterile Kautelen bei der Portpunktion ist stets zu achten.

Auf die Möglichkeit der Bandsteuerung bei einer Schwangerschaft wird nachfolgend gesondert eingegangen.

Sonderfall: Schwangerschaft und Magenband

Beim ärztlichen Aufklärungsgespräch vor der Operation wird stets darauf hingewiesen, daß während der ersten 2 Jahre nach Einpflanzen eines Magenbandes keine Schwangerschaft geplant werden sollte. Der Grund ist einfach, denn der Organismus wird in dieser Zeitphase in einem Hungerzustand versetzt, um die Fettdepots abzubauen. Die Entwicklung eines heranwachsenden Kindes kann dadurch beeinträchtigt werden. Ist nach Normalisierung der Körpermasse ein Gleichgewicht erreicht, bestehen keine Bedenken gegen das Austragen einer Leibesfrucht. Eine Vielzahl von Frauen haben inzwischen mit einem Magenband ein gesundes Kind ausgetragen.

Weiterhin muß darauf hingewiesen werden, daß geburtshilfliche Probleme bei extrem übergewichtigen Frauen auftreten können. Mit zunehmendem Körpergewicht (Adipositasgrade im Vergleich) nimmt die Häufigkeit der Geburtseinleitungen zu. Mit anderen Worten, die Rate von normalverlaufenden Spontangeburten nimmt ab. Auffällig ist die zunehmende Rate von Kaiserschnitten mit steigendem Grad der Adipositas. In der Universitätsfrauenklinik Leipzig (Liebermeister und Ölschläger, 1997) stieg der Prozentsatz von Schnittentbindungen von 11,3 % bei normalgewichtigen Frauen auf immerhin 28,3 % bei Schwangeren mit Adipositas Grad III. Ursächlich scheint dabei auch der parallel verlaufende Anstieg von übergewichtigen Neugeborenen (>4000 g) bei diesen Frauen zu sein (von 9,5 % auf 26 %). Der Fruchttod in der Gebärmutter, Anpassungsprobleme der Neugeborenen und geburtsbedingte Verletzungen sind bei adipösen Frauen deutlich häufiger, so daß eine Schwangerschaft, wenn gewünscht, erst nach Gewichtsreduktion zu empfehlen ist.

Trotz dieser Aufklärung passiert es jedoch immer wieder, daß bereits wenige Monate nach der Operation die Patientinnen sich in der Klinik melden und mitteilen, daß sie schwanger wären. Meist ist die Schwangerschaft ungewollt entstanden. Viele der Frauen glaubten nach längeren Phasen einer fehlenden Kontrazeption, daß sie nicht mehr schwanger werden könnten. Tatsächlich sind komplexe hormonelle Mechanismen mit der Adipositas verbunden, die eine Infertilität auslösen können. Nach erfolgreicher Gewichtsabnahme sind diese Veränderungen offenbar rückgängig zu machen. Dieser Umstand ist dadurch zu erklären, daß einige dieser Frauen über Jahre unachtsam gelassener Empfängniskontrolle nach Verlust von 30 kg oder mehr plötzlich wieder empfänglich sind und schwanger werden.

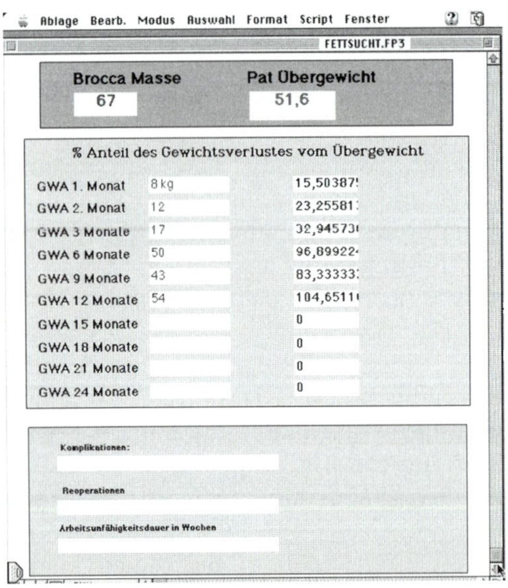

Abb. 56 Datenerfassung der postoperativen Gewichtskurve (Angaben in kg Gewichtsverlust und %-Verlust des Übergewichtes)

Was muß in dieser Situation getan werden? Die Frage ist schwierig zu beantworten: Soll die Schwangerschaft ausgetragen werden, so wird das Band durch Punktion sofort geöffnet. Nach Entbindung und Abstillen kann die erneute Blockung des Bandes unter Röntgenkontrolle erfolgen.

Achtung: Die Schwangerschaft bei extremer Adipositas ist mit einem höheren Risiko für Mutter und Kind verbunden. Darüber müssen die Frauen aufgeklärt werden.

Datenerfassung

Bei der routinemäßigen Durchführung des laparoskopischen Gastric Banding können die Daten der Patienten am besten durch ein Computerprogramm verwaltet werden.

Neben den Grunddaten der Patienten ist das postoperative Gewichtsverhalten regelmäßig zu erfassen. Dazu müssen nicht nur das aktuelle Körpergewicht, der Verlust in kg, sondern auch der prozentuale Verlust in Bezug zum Exzess-Übergewicht erfaßt werden (Abb. 56).

In eigenen Datenerfassung hat sich ein „File Maker" geschriebenes Programm bewährt, welches den unkomplizierten Datenexport in Excel-Dateien ermöglicht. Somit lassen sich jederzeit aktuelle Zeitverlaufskurven für Körpergewicht, Verlust an Körpermasse, prozentualer Verlust an Exzess-Übergewicht und BMI darstellen. Bei Eingabe des Gewichtsverlustes errechnet das Programm sofort den prozentualen Exzess-Verlust.

Die aktuellen Daten zeigen im Vergleich zu Normkurven den aktuellen Stand des Therapieerfolges und helfen somit bei Entscheidungen über eine Veränderung der Bandfüllung.

11 Komplikationen und ihre Behandlung

Intraoperative Komplikationen

Magenwandverletzung

Die Verletzung der posterioren Magenwand zählt zu den gefürchteten und typischen Komplikationen dieses Operationsverfahrens. Sie kann primär bei der Präparation des retrogastrischen Tunnels oder sekundär durch Stromschäden an der Magenwand auftreten.

Die Ursache liegt in der scharfen Präparation ohne ausreichende Sicht.

Unerkannt kann diese Verletzung tödlich sein, wie Literaturberichte zeigen (Kunath et al., 1996).

Verletzungen der Magenwand im Bereich der kleinen Kurvatur sind gut zu erfassen. Sie können nur operationstechnisch bedingt sein. Während in der internationalen Literatur die posteriore Verletzung im Vergleich zu einer anterioren iatrogenen Magenperforation überwiegt, gibt es auch Einzelberichte von allein 9 Perforationen im Bereich der kleinen Kurvatur in einer Serie (Pier et al., 1998). Die Gesamtrate von Hohlorganperforationen ist mit 3,4 % (insgesamt 11 Perforationen bei 320 Eingriffen) als hoch zu bewerten.

Bei einer sichtbaren Verletzung der Magenwand muß diese mit sorgfältiger Naht sicher verschlossen werden. Diese kann laparoskopisch oder offen erfolgen. Entscheidend ist die Sicherheit des Verschlusses. Von einer Bandeinlage im Bereich der iatrogenen Perforation muß dringend abgeraten werden, da diese Situation zur Arrosion des Bandes führt. Sicherheitstests (z.B. Methylenblaulösung) sind ebenso wie postoperative Röntgen-Kontrastmittel-Untersuchungen nicht zuverlässig, wenn es um den Ausschluß einer fraglichen Perforation geht. Die Gastroskopie kann diese Frage wesentlich besser beantworten.

Ösophagusverletzung

Die Verletzung des Ösophagus mit Eröffnung der Schleimhaut ist eine besonders schwerwiegende Komplikation, die ein konsequentes Management erfordert. Pier et al. (1998) berichteten über einen Fall, bei dem die Läsion durch Übernähung beseitigt wurde. Diese Verletzung ist nicht typisch für dieses Verfahren und kann nur auftreten, wenn das vorgeschriebene Operationsfeld verlassen wurde.

Verletzung von Nachbarorganen

Die Verletzung von linkem Leberlappen und Milz sind aufgrund der räumlichen Nähe leicht möglich.

Verletzungen im Bereich des linken Leberlappens können sowohl durch den Leberretraktor, durch Trokare und durch Arbeitsinstrumente erfolgen. Aus diesem Grunde muß die Einstellung der Leber sehr sorgfältig erfolgen. Das gilt umsomehr, wenn eine Steatosis hepatis vorliegt und/ oder der linke Leberlappen besonders vergrößert ist.

Die Verletzung durch Trokare kann nicht nur bei der Plazierung erfolgen, sondern ist auch bei einem kurzfristigen Gasverlust möglich (z.B. beim Einbringen des Bandes), da das Pneumoperitoneum zusammenfällt und Trokarenden in die Leber spießen können.

Gefährlich ist auch die Situation, wenn das Instrument zum Verschluß des Kuzmak-Bandes wieder entfernt wird. Es ist streng darauf zu achten, daß der Haken zum Einhängen des Verschlußmechanismus bei der Entfernung von der Leber weg zeigt, da diese an ihrer Unterfläche sonst aufgerissen werden kann.

Eine gleiche Vorsicht ist geboten, wenn nach dem Nähen intrakorporal geknotet wird. Die Nadel sollte daher beim Knoten stets an ihrer Spitze gefaßt werden, da sie so nicht das Parenchym verletzen kann.

Die Milz kann direkt durch Instrumente oder auch durch Zug an Adhäsionen verletzt werden. Verwachsungen zur Milz sollten, wenn sie eine Gefahr darstellen, frühzeitig unter Sicht durchtrennt werden.

Bei der Präparation am His-Winkel kann es bei Verwendung von monopolarem Strom zu Zwerchfellkontraktionen kommen. Dabei kann die Milz mit dem elektrischen Haken verletzt werden.

Unbedingt ist stets darauf zu achten, daß keine Instrumente „unbeaufsichtigt" in den Arbeitstrokaren belassen werden. Da die Trokarrichtung auf die hiatale Region zielt, kann es hier zu Verletzungen kommen. Gleichfalls können Instrumente, die zurückgezogen im Trokar belassen wurden, plötzlich in die Bauchhöhle vorfallen und dort zu Verletzungen führen. Die Verletzungen von parenchymatösen Organen mit Blutung kann durch die laparoskopische Applikation des Hämostyptikums Tachocomb behandelt werden. Eigene Erfahrungen bei einer Milz- und 3 Leberläsionen sind durchweg positiv.

Die Verletzung von Darm (Pier et al., 1998) zählt zu den seltenen Verletzungsmöglichkeiten beim Gastric Banding. Sie erfordert einen konsequenten Verschluß der Läsion und eine subtile Säuberung des Operationsfeldes, da die Infektionsgefahr für das Bandsystem sprunghaft ansteigt.

Blutungen

Die Gefahr von Blutungen aus den Gefäßen der kleinen Kurvatur ist stets gegeben. Sie werden bei der Präparation sorgfältig beachtet. Jegliche „prophylaktische" Unterbindung der Gefäße durch Ultraschall, Strom oder Clips sollte vermieden werden. Kommt es zu einer Blutung in dem Bereich der kleinen Kurvatur, so wird die weitere Präparation durch die Einblutung erschwert. Die Blutstillung kann erhebliche Probleme machen.

Ultraschalldissektion gefährdet die Magenwand am wenigsten im Vergleich zu anderen Möglichkeiten. Clips sollten immer wenn möglich nicht im Bereich der späteren Bandlage appliziert werden.

Blutungen aus den Vasa gastricae breves sind selten und wurden bislang nur bei Implantation des breiteren SAGB gesehen (Glättli et al., 1998).

Sie sind vom geübten laparoskopischen Chirurgen sicher zu versorgen.

Beschädigungen des Magenbandes

Das Magenband selbst kann im Bereich des aufblasbaren Anteils durch scharfe Instrumente oder die Nadel während einer Naht beschädigt werden. Besteht der geringste Verdacht, daß der aufblasbare Teil des Bandes mit einer Nadel angestochen wurde, so muß die Unversehrtheit des Bandes überprüft werden. Dazu wird das Bandsystem mit Methylenblau gefüllt. Das Schlauchende wird an einer Trokarposition aus der Bauchhöhle herausgezogen. Die Trokaröffnung wird abgedichtet, damit das Pneumoperitoneum erhalten bleibt. Mit Hilfe einer Kanüle wird das Schlauchsystem und darüber der aufblasbare Teil des Bandes gefüllt. Die Füllung mit Blaulösung ist unter Kamerasicht gut zu sehen, solange das Band noch nicht vollständig übernäht wurde. Tritt keine Blaulösung unter Druck aus und das gesamte Füllvolumen kann wieder aspiriert werden, so liegt keine Verletzung vor.

Achtung: Im Falle einer Beschädigung des aufblasbaren Anteil des Magenbandes muß dieses entfernt werden, da es keine Funktion erfüllt. In dieser Situation empfiehlt es sich, einen Bandwechsel vorzunehmen.

Das neue Band wird in die Bauchhöhle gebracht, während das beschädigte Band noch in Position liegt. Das Schlauchende des neuen Bandes wird nun mit einer Naht armiert. Der Haltefaden wird mit der Öffnung des Verschlußmechanismus verknotet. Nun kann das Herausziehen des verletzten Bandes mit der Neuplazierung des zweiten Bandes kombiniert werden. Erst nachdem das neue Band plaziert und übernäht wurde, wird das beschädigte Band über den 18-mm-Trokar entfernt.

Primäre Bandfehllage

Die Fehlplazierung des Bandes ist keine intraoperative Komplikation sui generis. Sie ist eine Fehlleistung des Chirurgen und wird erst postoperativ bemerkt, wenn die Röntgenkontrolle erfolgt oder der gewünschte Effekt ausbleibt.

Durch Kalibration, ständige Überprüfung der Präparationsebene, Präparation unter Sicht und die Verwendung der Gastrotensometrie kann eine Fehlplazierung vermieden werden. In der Sprechstunde unseres Hauses stellen sich auch Patienten vor, die zuvor in anderen Kliniken des In- und Auslandes operiert wurden.

Meistens handelt es sich um notwendige Korrekturen in der Portfüllung, die wir unter konsequenter Röntgenkontrolle durchführen. Bei zwei dieser Patienten konnten wir dabei eine primäre Fehllage des Bandes nachweisen (Abb. 57).

Hauptsymptom war die fehlende Gewichtsabnahme nach der Operation. Wegen der sich rasch entwickelnden Stenosesymptomatik bei zu weit aboral sitzendem Band ist die rasche Relaparoskopie mit Neuanlage einer regelrechten Bandlage indiziert.

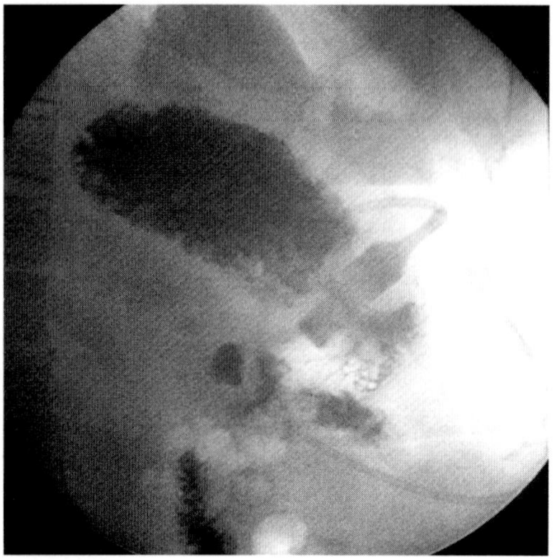

Abb. 57 Röntgenbild einer primären Bandfehllage

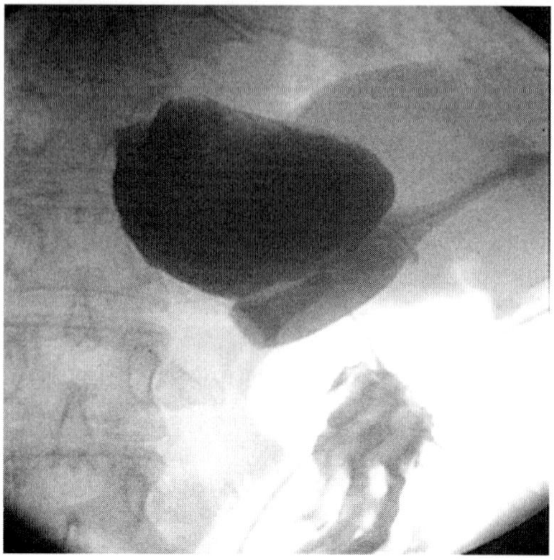

Abb. 58 Röntgenbild einer Pouchdilatation

Postoperative Komplikationen

Pouchdilatation

Bei Pouchdilatation (Abb. 58) kann zwischen einer Früh- und einer Spätform unterschieden werden. Die Frühform tritt innerhalb weniger Wochen nach dem Eingriff auf. Als Ursache ist in diesen Fällen eine primäre Fehlplazierung des Bandes (zu großer Pouch) oder eine unzureichende Übernähung des Bandes anzunehmen. Die Spätform der Pouchdilatation tritt erst nach Monaten bei Patienten auf, die ihr gestörtes Eßverhalten nicht oder nur unzureichend auf die neuen Bedingungen für die Nahrungszufuhr umstellen können. Die Patienten essen trotz eingetretenen Sättigungsgefühls weiter. Die zu starke Engstellung des Stomas bei der Bandfüllung stellt eine weitere Ursache für diese Aufdehnung des Pouches dar.

Bei 4 Patienten trat diese Komplikation auf, wobei es in 3 Fällen zu mehrfachen Dilatationen kam.

Symptome sind gehäuftes Erbrechen und vermehrte Aufnahmekapazität bei der Nahrungsaufnahme. Die Diagnose ist röntgenologisch nach Gabe eines Kontrastmittels zu sichern.

Die Therapie besteht in der sofortigen Entblockung des Bandsystems und der Entlastung des dilatierten Pouches mittels einer Magensonde, die unter röntgenologischer Kontrolle mit der Spitze in den Pouch plaziert wird. Unter einer sofortigen Therapie kontrahiert sich der Pouch meist rasch.

Unbehandelt kann sich aus einer Pouchdilatation auch ein Slippage entwickeln. Dabei gleiten distale Magenanteile durch das Band oralwärts.

Prophylaktisch müssen die Patienten ihre veränderten Eßgewohnheiten unter ärztlicher Kontrolle trainieren. Aus diesem Grunde sollte auch nach laparoskopischem Gastric Banding eine mehrtägige stationäre Behandlung erfolgen. Mehrfachdilatationen können Anlaß für eine Relaparoskopie mit operativer Pouchverkleinerung sein. In drei Fällen haben wir bislang erfolgreich diesen Eingriff ausgeführt, der zu einer Normalfunktion des Bandes führte. Schlumpf et al.

(1998) haben die Pouchverkleinerung durch ein „Re-Banding" in 5 von 6 Fällen einer Pouchdilatation durchgeführt.

Stomaokklusion

Die Verschluß der Durchtrittsöffnung des Magenbandes (Stoma) kann durch nicht ausreichend gekaute Nahrungsbestandteile auftreten. Am häufigsten werden sie bei Salaten und Fleischbrocken beobachtet (Abb. 59).

Faserreiche Nahrungsbestandteile (Apfelsinen, Spargel u.a.) sollten daher entsprechend vorbehandelt oder sogar gemieden werden.

Vier Stomaokklusionen haben wir bislang gesehen. In einem Fall haben wir eine Okklusion durch einen Hühnerknochen beobachtet.

Die Therapie besteht in der Öffnung des Bandes durch Entfernen der Füllflüssigkeit über die Portkammer und ein anschließendes Trinken unter Röntgenkontrolle. In der Regel läßt sich damit die Okklusion beseitigen. Die erneute Blockung des Systems kann nur kurze Zeit nach der Okklusion sofort erfolgen. Bei einem Verschluß von mehr als 6 Stunden sollte wegen der Pouchdilatation und einer möglichen inflammatorischen Komponente die Bandfüllung erst nach einigen Tagen durchgeführt werden.

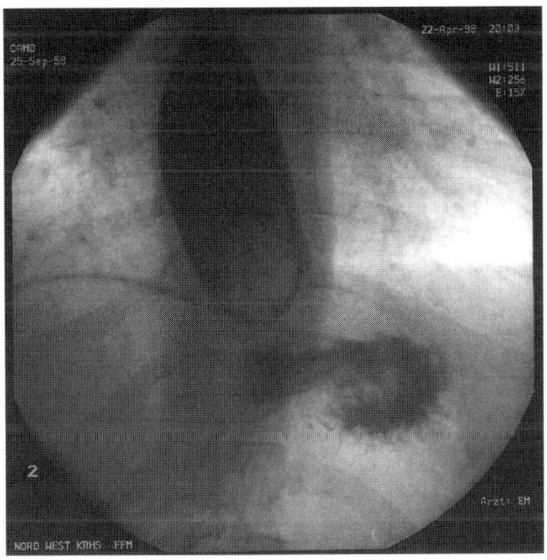

Abb. 59 Röntgenbild einer Stomaokklusion (Fleischbrocken)

Slippage

Das Slippage ist eine typische Komplikation, die einer sofortigen notfallmäßigen Intervention bedarf. Hier sind ursprünglich aboral liegende Magenanteile durch das Band nach oral verlagert.

Ursächlich kommen eine unzureichende Übernähung des Bandes oder heftiges Erbrechen mit Ausreißen der Fixationsnähte in Betracht. Vielfach kündigt sich ein Slippage durch eine frühe Pouchdilatation an. Diese ist operationstechnisch bedingt. Neben eines primär zu groß gewählten Pouchvolumens (Bandfehllage) kann auch eine fehlende oder unzureichende Fixation als Ursache angenommen werden. Es entwickelt sich eine Passagestörung im Sinne eines Überlaufphänomens (Abb. 60, 61) oder einer kompletten Stomaokklusion durch Magenwandanteile. Dieser Prozeß besitzt lokal eine inflammatorische Komponente. 4 Situationen eines Slippage wurden bislang im eigenen Krankenkollektiv beobachtet. Da diese Situationen innerhalb der ersten 3 Monate nach der Implantation des LAP-Bandes und unter den ersten 40 Patienten auftraten, müssen operationstechnische Ursachen verantwortlich gemacht werden.

Alle Patienten wurden zunächst sofort notfallmäßig stationär aufgenommen. Die notfallmäßige Erstbehandlung besteht in der sofortigen Öffnung des Bandes und dem Legen einer Magensonde unter Röntgenkontrolle, wobei die Spitze der Sonde in den dilatierten Pouch plaziert werden muß. Läßt sich durch diese Maßnahmen eine Passage wieder herstellen, so kann unter stationären

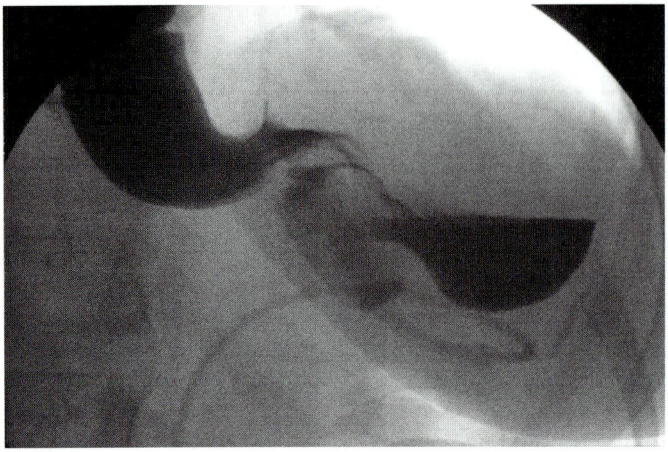

Abb. 60 Röntgenbild eines „Slippage"

Bedingungen abgewartet werden. Die elektive Slippage-Operation mit erneuter Fixation des Bandes erfolgt dann im Intervall.

Achtung: Besteht die Stomaokklusion fort, so muß die Relaparoskopie mit laparoskopischer Revision des LAP-Bandes erfolgen.

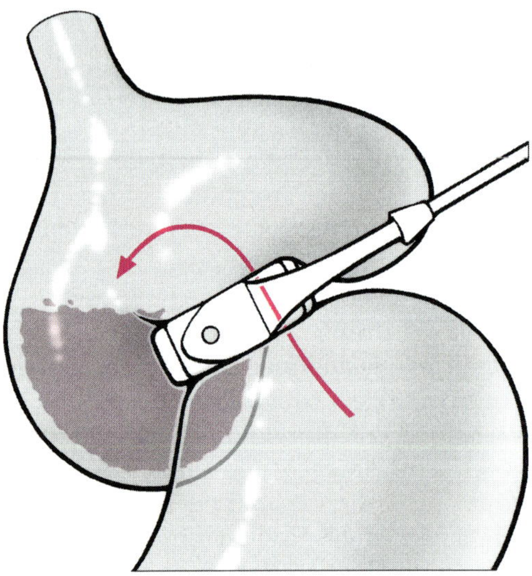

Abb. 61 Schematische Darstellung eines „Slippage"

Dabei werden die typischen Trokarpositionen der Erstoperation besetzt. Nachdem das Band lokalisiert wurde, muß die bindegewebige Hülle mit der Schere eröffnet werden. Während ein Instrument das Magenband anhebt, wird mit einer Babcock-Zange durch das Band gegriffen, und die hochgerutschten Magenanteile durch das Band hindurch wieder nach kaudal gezogen. Anschließend wird das Band durch Übernähen mit den reponierten Magenanteilen fixiert. Die Revision ist laparoskopisch möglich, erfordert jedoch eine ausreichende operationstechnische Erfahrung. Gelingt die Reposition nicht, so muß das Band explantiert werden. Die Öffnung des Bandes ist eine weitere Alternative. Sie ist technisch schwierig und nicht immer möglich. Der Verschlußmechanismus beim Kuzmak-Band ist technisch so konstruiert, daß er einer leichten Öffnungsmöglichkeit entgegenwirkt, um Spontandislokationen zu verhindern.

Im eigenen Krankengut konnte in zwei von vier Fällen zunächst zugewartet werden, da sich die Passage durch konservative Maßnahmen wieder herstellen ließ. Zwei Patienten mußten dagegen noch am Aufnahmetag relaparoskopiert werden. In einem Fall der notfallmäßigen Operation wurde das Band explantiert, da aufgrund der inflammatorischen Komponente keine Reposition des Magens mehr möglich war. Insgesamt in 3 Fällen gelang die Reposition des Magens und die Neufixation des Bandes, wobei zwei Eingriffe elektiv nach 4 bzw. 6 Wochen durchgeführt wurden.

Pouchruptur

Die Pouchruptur, vergleichbar mit dem Boerhaave-Syndrom des Ösophagus, ist von Götzen (1998) beobachtet worden. Im Rahmen einer Pouchdilatation kam es nach übermäßigen Genuß von kohlensäurehaltigen Getränken zu einem akutem Abdomen mit nachweisbarer freier Luft. Intraoperativ zeigte sich ein Längseinriß des dilatierten Pouches. Diese Kasuistik ist Anlaß, nochmals auf die Vermeidung von gasbildenden Getränken bei Bandträgern hinzuweisen.

Bandarrosion

Die Arrosion des Magens im Bandbereich ist die am meisten gefürchtete postoperative Komplikation. Sie kann erst Monate oder Jahre nach der Implantation auftreten. Die Sicherung der Diagnose erfolgt am zuverlässigsten durch Gastroskopie (Abb. 62). Dazu muß vor der Spiegelung das Band „entblockt" werden. Primäre Magenwandverletzung, Drucknekrose infolge starker Bandfüllung und sekundäre Infektion des Bandapparates können ätiologisch verantwortlich gemacht werden. Inzwischen wurden in unserem Patientengut zwei Bandarrosionen beobachtet. Während bei einer Patientin die Arrosion klinisch weitgehend stumm verlief, kam es bei der zweiten Patientin zu einer Blutung aus der Magenwand. Eine lokale Peritonitis war weder klinisch noch bei der späteren Relaparoskopie zu beobachten. Die Diagnose wird in der Regel gastroskopisch gesichert. Die Bandexplantation kann bei meist fehlender klinischen Symptomatik elektiv erfolgen. Der Magenwanddefekt wird durch Übernähung laparoskopisch verschlossen. Kunath (pers. Mitteilung) konnte den Defekt durch alleinige Drainage zum Verschluß bringen. Eine erneute Implantation eines Magenbandes kommt bei diesen Patienten unseres Erachtens weder sofort und noch später in Betracht.

Bandinfektion

Die Infektion des Systems kann primär oder sekundär erfolgen. Primäre Infektionen bedeuten Keimverschleppung bei der Implantation durch unsteriles Material oder Instrumente. Als sekundäre Infektionsmöglichkeiten kommen Keimausbreitung im Rahmen eines Portkammerinfektes oder Keimbesiedlung durch transmural gestochene Fixationsnähte prinzipiell in Betracht. Letzteren Fall haben wir selbst gesehen.

Achtung: Die konsequente und rasche Entfernung des gesamten Systems unter Antibiotikaschutz ist erforderlich.

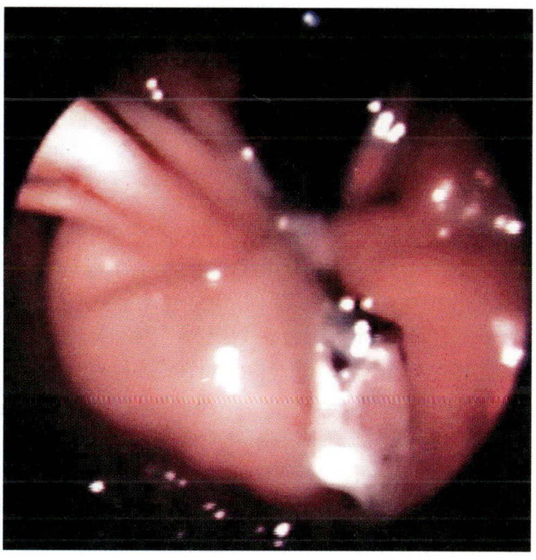

Abb. 62 Gastroskopisches Bild einer Bandarrosion

Die Infektion des Bandsystems wird als eine pathophysiologische Möglichkeit für die spätere Bandarrosion angesehen.

Portkammerinfektion

Die Portkammer kann Ausgangspunkt infektiöser oder technischer Komplikationen sein. Die Infektionsgefahr ist in adipösen Bauchdecken besonders hoch. Bei insgesamt 4 Patienten traten während der ersten 86 Eingriffe innerhalb von 3 Wochen klinisch manifeste Infektionen der Portkammer auf. Seit der Einführung der konsequenten perioperativen Antibiotikaprophylaxe mit Baypen/Clont und einer Wunddrainage des Portlagers haben wir keine derartigen Komplikationen mehr gesehen.

Achtung: Infektionen im Bereich des Portlagers müssen sofort und konsequent behandelt werden.

Die sicherste Methode ist die sofortige Explantation mit Verschluß des Schlauchsystems, dessen Ende in die Bauchhöhle verlagert wird. Eine spätere Verbindung mit einer Portkammer in anderer Lokalisation ist sicherer, als die sofortige Neuimplantation an anderer Stelle.

Portkammerpenetration

Die erfolgreiche Gewichtsabnahme bringt eine sichtbare Verschmälerung der subkutanen Fettschicht mit sich. Die Portkammer wird nun, wenn sie nicht bereits bei der Erstoperation konsequent in die Rektusscheide gelegt wurde, deutlich sichtbar. In Bereichen der mechanischen Beanspruchung (z.B. Büstenhalter, Hosenbund) kann es sehr leicht zur drohenden Perforation kommen. Der Port beginnt durch die Haut zu penetrieren.

Achtung: Noch bevor die Integrität der Haut zerstört wurde, sollte der Port verlagert werden.

Bestehen schon Arrosionen und Defekte im Epidermisbereich, so empfiehlt es sich das neue Portlager nach Säuberung der Kammer mit Sulmycin-Implantaten zu schützen. Bei insgesamt 3 Verlagerungen wegen bereits erfolgter Hautmazeration (2 Fälle) und einer Perforation haben wir eine Portinfektion mit dieser Maßnahme erfolgreich verhindern könnnen.

Portkammerrotation

Die Rotation der Portkammer kann die Punktion zur Bandsteuerung verhindern. Aus diesem Grunde sollten die Portkammer stets mit 4 nicht-resorbierbaren Fäden fixiert werden. Bei einer Fixation auf der Rektusaponeurose ist mit einem sicheren Halt zu rechnen. Das Versenken der Portkammer in den M. rectus abdominis verhindert allein nicht die Rotation. Es gibt Chirurgen, die keine Fixation vornehmen und daher 9,2 % Portrevisionen angeben (Pier et al., 1998). Die Rate der Rotationen ist jedoch weitaus höher, wenn zu diesen Angaben allein die lokalen Revisonen im eigenen Haus hinzugezählt werden. Sie erreichen dann mehr als 10 %.

Diskonnektion des Port- und Schlauchsystems

Der permanente Druck im System des Magenbandes nach Auffüllen mit Flüsigkeit kann eine Diskonnektion zwischen Portkammer und Magenband an der Verbindungsstelle hervorrufen (Abb. 63). Im eigenen Krankengut konnte nach konsequenter Sicherung der Konnektionsstelle durch Ligaturen mit nicht-resorbierbarem Nahtmaterial kein Fall einer Diskonnektion beobachtet werden. Berichte anderer Chirurgen und zwei Nachoperationen von Patienten, denen in anderen Kliniken Magenbänder implantiert wurden, ohne daß die Konnektionsstelle zusäzlich gesichert wurde, unterstreichen die Bedeutung einer zusätzlichen Sicherung.

Defekte des Systems

Das Schlauchsystem kann Leckagen aufweisen (Materialschaden durch Klemmen während der Erstoperation) oder sich unter Dauerdruck des Systems an der Verbindung zur Portkammer lösen.

Der Funktionsverlust des Bandes bei regelrechter Lage zwingt stets zur Röntgenkontrolle des Schlauch- und Portsystems.

Bei einer Patientin kam es 4 Monate nach Gastric Banding im Rahmen eines Hustenanfalls zu einer Schlauchruptur. Das einzige Symptom war die plötzlich einsetzende Möglichkeit der verstärkten Nahrungszufuhr und der Verlust des rasch einsetzenden Sättigungsgefühls.

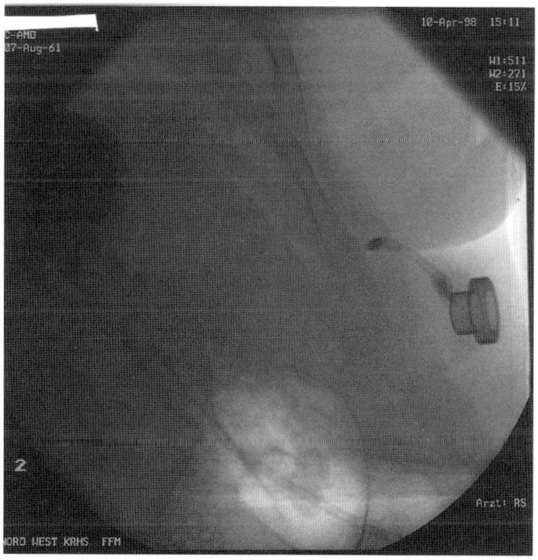

Abb. 63 Röntgenbild einer Diskonnektion zwischen Portkammer und Bandsystem

Die Therapie besteht in der Neuverbindung des Schlauchsystems entweder an der herkömmlichen Konnektionsstelle oder mit Hilfe einer Verbindungskanüle an anderer Stelle. Zur Prophylaxe dieser Komplikationen verwenden wir ausschließlich atraumatische Klemmen aus der Gefäßchirurgie und ligieren die Schlauchverbindungen an der Verbindungskanüle mit Mersilene-Einzelknopfligaturen. Auf das Abklemmen des Schlauchsystems kann vollständig verzichtet werden.

Trokarhernien

Die extrem adipösen Bauchdecken lassen ohne besonderen Aufwand keinen sicheren Verschluß der Trokardefekte in der Bauchwand zu.

Dementsprechend wird auch über Trokarhernien nach Gastric Banding berichtet. Wir haben mit dem Einsatz von Dilatationstrokaren, die aufgrund der fehlenden Schneidwirkung nur kleine Defekte in der Bauchwand hinterlassen, bislang noch keine Trokarhernie beobachten können. Die 18-mm-Trokar-Öffnungen werden durch Naht verschlossen.

Gallensteinbildung

Von 186 operierten Patienten wiesen nur 9 eine sonographisch gesicherte Cholezystolithiasis auf, die durch simultane laparoskopische Cholezystektomie behandelt wurden. Bei 47 Patienten und Patientinnen war bereits eine Cholezystektomie vorausgegangen. 112 Patienten wurden im Rahmen der Nachsorge sonographisch kontrolliert. Lediglich 6 Patientinnen entwickelten ein Steinleiden innerhalb des ersten Jahres nach Gastric Banding, wovon 4 bereits elektiv cholezystektomiert wurden. Eine prophylaktische Cholezystektomie bei steinfreier Gallenblase, wie sie von anderen Kliniken durchgeführt werden, halten wir daher für nicht gerechtfertigt.

12 Spezielle Fragen und Probleme – Hilfen für das Patientengespräch

Die Notwendigkeit weiterer Operationen

Auch nach einem komplikationslosen Eingriff mit regelrechter Implantation eines Magenbandes kann sich im Gefolge die Notwendigkeit eines erneuten Eingriffs ergeben.

Dieser ist nach folgenden Früh- und Spätkomplikationen (siehe Kapitel 11) notwendig:

1. Bei Infektionen des Portkammer- und Portschlauchsystems
2. Bei einem Slippage
3. Bei einer extremen Pouchdilatation
4. Bei einer Bandarrosion

Die Häufigkeit von Reeingriffen wird in der internationalen Fachliteratur unterschiedlich angegeben. Sie bewegt sich zwischen 9 % und 19 %, bezogen auf die Zahl der Patienten mit einem Magenband. Im eigenen Krankengut beläuft sich die Häufigkeit gegenwärtig auf 6 %.

Grundsätzlich muß diese Möglichkeit bei der Entscheidung für ein Magenband mit berücksichtigt werden. Dieser Umstand ist auch ein Argument, weshalb die Eingriffe im oberen Altersbereich jenseits von 60 Lebensjahren limitiert werden sollten.

Die Möglichkeit einer Gallensteinbildung nimmt im Rahmen der Gewichtsreduktion deutlich zu. Grundsätzlich haben Menschen mit einer Adipositas häufiger Gallensteine als normalgewichtige Personen. Liegt ein Gallensteinleiden vor, so kann im Rahmen der Magenband-Operation die Gallenblase während des gleichen Eingriffs entfernt werden.

Eine prophylaktische Entfernung der Gallenblase bei fehlenden Steinen halten wir nicht für gerechtfertigt.

Machen sich jedoch im Rahmen der Gewichtsreduktion Gallensteine bemerkbar, die sich erst im Gefolge der Magenband-

Operation gebildet haben, so sollte baldmöglichst die laparoskopische Gallenblasenentfernung geplant werden. Idealerweise wird dieser Eingriff erst dann durchgeführt, wenn der Patient bereits sein Zielgewicht erreicht hat. Deutliche Beschwerden seitens der steingefüllten Gallenblase sollten jedoch Anlaß sein, diesen Eingriff vorzuziehen. Dabei ist jedoch streng darauf zu achten, daß die Gallenblase nicht eröffnet wird, um eine Infektion des Bandsystems zu verhindern. Eine perioperative Antibiotikaprophylaxe ist auch hier zu empfehlen.

Wann kann das Band wieder entfernt werden?

Eine häufige Frage aller Patienten ist: „Wann kann das Band wieder entfernt werden?". Die Antwort, um es gleich vorwegzunehmen, lautet:

„Das Band bleibt in der Regel ein Leben lang".

Diese Einstellung soll im folgenden Abschnitt erläutert werden.

In den meisten Fällen erfolgt die Normalisierung des Körpergewichtes innerhalb von 2 Jahren nach der Operation. Die Geschwindigkeit und damit der Zeitraum der Gewichtsabnahme hängen vom Ausgangsgewicht und vielen anderen Faktoren ab. Ist einmal der Zielbereich erreicht und das Gewicht bleibt konstant, so kommt bald die berechtigte Frage auf: „Brauche ich noch das Magenband?". An dieser Stelle muß man dem Patienten noch einmal die Ausgangssituation verdeutlichen. Wenn ihm selbst die Erinnerung an das Leben vor dem Band schwer fällt, hilft oftmals ein Gespräch mit den engsten Verwandten im Familienkreis.

Was war Ausgangspunkt für die Fettsucht? Fast ausnahmslos sind es Eßverhaltensstörungen gewesen, die zur Fettansammlung führten.

Unbändiges Essen, fehlendes Sättigungsgefühl, essen aus Lust oder Frust oder andere auslösende Momente lagen vor. Das Band wirkte als Bremse in diesem Kreislauf. Es konnte den operierten Patienten über einen überschaubaren Zeitraum vom exzessiven Übergewicht befreien. Was es jedoch nicht konnte, ist die Beseitigung der zentral im Nervensystem verankerten Eßverhaltensstörungen. Sie bestehen in ihrer Anlage immanent fort.

Wird das Band entfernt, so muß mit der Rückkehr zu alten Eßgewohnheiten und damit zu altem Gewicht gerechnet werden. Ob diese Situation eintritt oder nicht, kann niemand vorher sicher beantworten.

Es besteht jedoch die Möglichkeit, nach Erreichen eines Gleichgewichtes, das Band einmal durch Ablassen der Füllflüssigkeit zu öffnen. Kommt es danach über einen längeren Zeitraum nicht zu einer erneuten Gewichtszunahme, so kann man auch an eine Entfernung (Explantation) denken. Diese kann wiederum durch Laparoskopie erfolgen. Es muß jedoch bei diesen Überlegungen berücksichtigt werden, daß nach einer Entfernung eines steuerbaren Magenbandes eine erneute Implantation bei Gewichtsanstieg in der Regel nicht noch einmal laparoskopisch in Frage kommt. Das Risiko von Magenwandverletzungen ist bei einem erneuten Eingriff erhöht. Alternativ stünden dann nur offene (mit Bauchschnitt) Eingriffe am Magen zu Verfügung. In diesen Fällen wäre ein Gastroplastik die letzte rettende Maßnahme.

Es gibt weitere Überlegungen zu dem geeigneten Zeitpunkt einer möglichen Entfernung des Magenbandes. Neuere Untersuchungen haben experimentell zeigen können, daß das Fettgewebe bei einer über Jahre dauernden „Trockenlegung" seine Speicherfunktion verliert. Dieser Zeitraum ist bei etwa 8–10 Jahren anzusetzen. Sollte es also nach Öffnen des Bandes keine Rückkehr zu den Eßverhaltensstörungen auftreten, so könnte der Zeitpunkt einer operativen Entfernung also in diesem Abstand von etwa 8 Jahren nach der Operation gelegt werden. Eine garantierte Sicherung gegen eine erneute Zunahme der Körpermasse besteht allerdings nicht.

Erfahrungsberichte von Patienten

Etwa 1500 Patienten konnten bereits bis Herbst 1997 in Deutschland mit dem steuerbaren Magenband („Gastric Banding") behandelt werden. Die Zahl der Bandträger nimmt ständig zu. Die ersten Operationen wurden im deutschsprachigen Raum 1993 begonnen. Dementsprechend liegen hier erst Erfahrungen über einen Zeitraum von 5 Jahren vor.

Wir müssen uns daher, wenn es um Langzeitergebnisse geht, auf die Ergebnisse anderer Länder stützen.

Das Band hat in unterschiedlicher Form und Ausmaß das Leben der Patienten verändert. Statistische Erhebungen geben meist nur unzureichend Einblick in Einzelschicksale und die Veränderungen für den Einzelnen. Wir haben uns daher entschlossen, Auszüge aus Briefen einzelner Patienten an dieser Stelle wiederzugeben. Das ausdrückliche Einverständnis zur Veröffentlichung dieser Textauszüge wurde dabei eingeholt. Die Initialen der Patientennamen haben wir geändert.

Zum Thema „Motivation": Welche Situation veranlaßte Sie, sich einer Operation zu unterziehen?

W.A.: „Mein Übergewicht erzeugte in mir erhebliche Minderwertigkeitsgefühle, die auch oft in Depressionszustände umschlugen. Verbunden waren damit Ängste, daß Dritte mein Aussehen grundsätzlich negativ beurteilen und mich sogar darauf ansprechen könnten. Diese Sache transferierte ich auch auf meine Familie, was sich in völlig passivem Verhalten (z.B. kein gemeinsamer Schwimmbadbesuch) als auch in Gereiztheit und aggressivem Verhalten ausdrückte. Selbst meine Libido war gestört."

G.B.: „Das Übergewicht machte unsere Tochter unbeweglich und dadurch unzufrieden, da sie zum Gespött der Kolleginnen wurde; sie fühlte sich aus der Gesellschaft ausgeschlossen."

T.H.: „Das über Jahre ständig zunehmende Körpergewicht schränkte meine persönliche und berufliche Beweglichkeit derart ein, daß ich mich in Bälde als Invalide sah. Besonders frustrierend war, daß die in vielen Kurwochen abgehungerten Pfunde rasch wiederkamen, ja sogar das frühere Gewicht übersteigen ließen."

Wie kam es zur Entscheidung für eine Operation?

G.S.: „Ständige Mißerfolge bei verschiedenen Diäten steigerten meine Situation und endeten in Hilflosigkeit und Verzweiflung. Eine Fernsehreportage (HR3) zum Thema 'Magenband' brachte mich zur Entscheidung für die vorgenommene Maßnahme."

B.St.: „Nachdem ich über 2 Jahre in der Ambulanz bei Prof. X in Behandlung war und alle Versuche letztendlich fehlschlugen, hat er mir zu dieser Operation geraten."

B.S.: „Mein Hausarzt hat mir diese Operation empfohlen, nachdem ich bereits 4mal zur Kur war und mehrere ambulante „Kuren" hinter mir hatte. Das ständige Zunehmen war nach der Kur besonders frustrierend."

Zum Erfolg der Behandlung

W.K.: „Die Operation brachte eine Gewichtsabnahme von fast 40 kg in 1 Jahr. Daraus resultierte auch, daß verschiedene Problembereiche (z.B. Kleidergröße, nun 38–40) zur Normalität zurückkehrten".

L.K.: „Seit der Operation hat sich mein Gewicht von 128 kg auf 69 kg reduziert. Ich habe mich fast halbiert und fühle mich erst seit wenigen Monaten wieder frei."

Was hat sich im Leben mit dem Magenband geändert?

W.K.: „Bedingt durch das gesteigerte Selbstbewußtsein wurde mein Verhalten wieder frei und unbefangen. Dies verminderte die zuvor vorhandenen Hemmungen und Aggressionen erheblich. Gemeinsame Aktionen mit der Familie wurden wieder zur Selbstverständlichkeit. Selbst Freunde und Bekannte begrüßten mein 'neues' Lebensgefühl und Auftreten."

K.G.: „Das Leben hat sich insofern geändert, daß sie fröhlich und stolz ist und beweglich; zudem beruflich zufriedener und zwar nicht nur sie, sondern auch die Vorgesetzten mit ihr."

D.L.: „Als ich mein Gewicht verlor, fragten mich viele ob ich krank sei oder eine geheime Diät machen würde. Ich habe das Band als mein Geheimnis betrachtet. Nur mein Mann wußte, daß ich mich habe operieren lassen. Heute spricht mich fast niemand mehr darauf an, denn für mich sah ich immer so aus wie heute. Bilder habe ich damals von mir nicht machen lassen oder erlaubt."

Welche Vor- oder Nachteile wurden gesehen?

W.A.: „Zu den Vorteilen würde ich, neben den psychischen Kriterien, das schnelle Sättigungsgefühl nennen. Dies schließt oft aus, daß ich die üblichen, regelmäßigen Mahlzeiten einhalten muß, bzw. wesentlich geringere Nahrungsmengen zu mir nehmen muß. Teilweise können diese Mahlzeiten durch Flüssigkeitsaufnahme (Fruchtsaft) ersetzt werden. Die Vielfältigkeit der Nahrung ist allerdings erheblich eingeschränkt, was in öffentlichen Gaststätten zum Problem werden kann."

J.L.: „Nachteile aus der Operation sehen wir keine."

Würden Sie sich nochmals zur Operation entscheiden?

W.A.: „Ja – ich würde mich wieder so entscheiden."

L.H.: „Diese Frage können wir mit einem klaren Ja beantworten."

Welche Erfahrung haben Sie mit der Nahrungsaufnahme?

W.A.: „Jeder sollte sich strikt an die vorgegebenen Nahrungsrichtlinien halten und diese trainieren. Mißachtung schlägt sofort in Übelkeit und Erbrechen um. In der Regel gibt es kaum Kompromisse."

W.E.: „Die Ernährung erfolgt völlig normal mit der Ausnahme, daß faseriges Essen entweder gemieden oder erst gegessen wird, wenn es vorher zerkleinert wurde."

Welchen Rat möchten Sie anderen „Bandträgern" vermitteln?

W.A.: „Durchhalten – nach einem Jahr adaptiert sich der Körper an die veränderten Eß- und Nahrungsgegebenheiten. Das Bedürfnis nach Nahrungsaufnahme hat sich dann erheblich gelegt."

J.L.: „Wer es mit dem Kopf nicht schafft abzunehmen, sollte sich unbedingt dieser Operation unterziehen und die Lebensführung den Empfehlungen anpassen, und ich bin überzeugt, daß alle Beteiligten glücklicher darüber sein werden."

Zehn „goldene Regeln" für die Nahrungsaufnahme

Entscheidend für den Erfolg der Behandlung ist die richtige Umstellung des Eßverhaltens auf die neuen Bedingungen. Das Leben mit dem Band muß erlernt werden. Die richtige Aufklärung über das notwendige Eßverhalten, das Gewöhnen an eine neue Eßkultur ist entscheidend. Es verhindert insbesondere das Auftreten von Nebenwirkungen und Komplikationen.

Es ist für den Patienten wichtig zu wissen, wie das Band funktioniert.

Die Aufnahmekapazität für feste Nahrung ist drastisch eingeschränkt. Die gesamte Nahrung muß das enge Stoma (Bandöffnung) passieren.

Dementsprechend müssen die folgenden 10 Punkte berücksichtigt werden. Wir empfehlen unseren Patienten nach einer Operation:

1. Langsam essen und jeden Bissen 15 bis 20mal kauen

Die Nahrung kann die enge Bandöffnung (Stoma) nur passieren, wenn sie breiig ist und keine größeren festen Bestandteile enthält. Dementsprechend muß jeder Bissen gründlich und mehrfach gekaut werden. Das eigene Kauen ist dabei viel besser, als ein maschinelles Pürieren der Nahrung, weil damit die Geschwindigkeit der Nahrungsaufnahme langsam bleibt. Damit wird das Sättigungsgefühl besser wahrgenommen. Die Speisen sollten grundsätzlich in Ruhe eingenommen werden.

Wenn eine Pizzeria besucht wird, dann sollte der Bandträger sich für ein 1/12 einer Pizza die gleiche oder sogar mehr Zeit nehmen, als seine Begleitung für eine ganze Pizza (Abb. 64).

2. Geringe Mengen zusammenstellen

Es kann allen Operierten durchaus ernsthaft empfohlen werden: „Werden sie zum Gourmet". Wenn der Patient früher gern große Portionen mit Nachschlag liebte, so können er heute zufriedener Gast in jeder gehobenen Gastronomie werden. Er kann es positiv beobachten, daß Andere nach dem Verzehr kleinster Portionen auf großen Tellern nicht satt und damit unzufrieden sind. Er kann die kleinen Portionen genießen, sogar die eine oder andere Beilage zurückgehen lassen und wird dennoch satt. Die Patienten müssen die positive Seite dieser neuen Eßkultur kennenlernen und bewußt erleben lernen.

Achtung: Entscheidend ist, daß beim geringsten Sättigungsgefühl die Nahrungsaufnahme unterbrochen wird.

Die anerzogene Fehlhaltung, der Teller muß leer gegessen werden, muß abgelegt werden. Ein früher vor der Operation möglicherweise vorhandener Mechanismus, daß erst der Anblick des leeren Tellers das Signal zum Aufhören gibt, funktioniert ohnehin nicht mehr. Bereits nach kleinen Portionen tritt eine Sättigung ein – ein Anlaß um unbedingt sofort aufzuhören. Wird dennoch weitergegessen, so kommt es schließlich zum Erbrechen. Damit entstehen Gefahren für das Magenband, die zu Komplikationen führen können.

3. Essen und Trinken zeitlich trennen

Die Bandträger merken bald, daß mit dem Magenband auch das Trinken rasch sättigt. Wenn die Patienten also ein Sättigungsgefühl haben, dürfen sie aus Prinzip nicht weiter essen. Essen und Trinken sollte zeitlich getrennt werden. Flüssigkeit zur Nah-

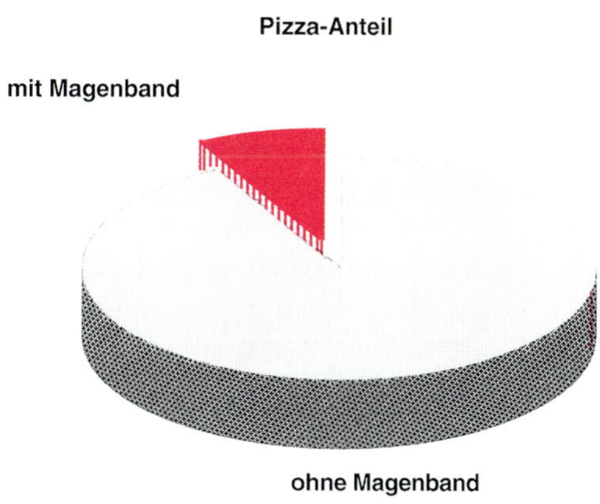

Abb. 64 Das Beispiel „Pizza" (Verhältnis der Nahrungsmenge zwischen Bandträger und Partner) bei gleicher Zeiteinheit für die Nahrungsaufnahme

rung getrunken, verbessert und beschleunigt die Passage und erhöht damit die Aufnahmekapazität. Der Pouch kann dadurch dilatieren. Der Effekt der Gewichtsreduktion fällt möglicherweise geringer aus.

Grundsätzlich müssen stark kohlensäurehaltige Getränke gemieden werden.

4. Ausreichend am Tag trinken

Der Flüssigkeitsbedarf eines Menschen beträgt etwa 40 ml pro kg Körpermasse und Tag. Übergewichtige haben daher bei einer erhöhten Körpermasse auch einen höheren Bedarf als normalgewichtige Personen.

Der Bedarf verringert sich zwar aufgrund des Fettanteils, so daß keine strenge Parallelität zwischen Körpergewicht und Wasserbedarf bei extremer Adipositas mehr besteht. Dennoch muß dieser wichtigen Forderung große Aufmerksamkeit geschenkt werden, zumal beim Abnehmen im Rahmen des Fettabbaus zahlreiche Stoffwechselprodukte entstehen, die ausgeschwemmt werden müssen. Die produzierte Urinmenge ist ein gutes Maß für eine richtige Flüssigkeitszufuhr. Die Empfehlung 1 bis 1,5 Liter Urin pro 24 Stunden zu produzieren, ist ein guter Anhaltspunkt. Unbedingt ist jedes Essen und Trinken zeitlich voneinander zu trennen. Auch Trinken verursacht bei der Füllung des Pouches ein Sättigungsgefühl, das jedoch nicht so lange anhält, wie bei einer festen (breiigen) Kost. Es sollte durchaus darauf geachtet werden, kalorienarme oder kalorienfreie Getränke zu sich zu nehmen (alle Sorten Mineralwasser mit wenig oder ohne Gas, alle Arten von Tee und reiner Bohnenkaffee ohne Zucker).

5. Faserreiche Nahrungsmittel meiden

Stark faserreiche Nahrungsmittel können bei einer unzureichenden Zerkleinerung zu einem Verschluß des Stomas führen.

Sie sind nur unzureichend zu kauen und werden nicht durch die Verdauungssäfte der Speicheldrüsen angegriffen.

Strohige Apfelsinen, hartschaliger holziger Spargel können daher Probleme bereiten. Sie sollten am besten gemieden oder sorgfältig zerkleinert werden.

6. Kalorienbewußt essen

Fett liefert hohe Mengen an Energie, ebenso wie stark gesüßte Speisen. Auch bei einer Verkleinerung der Nahrungsmenge kann man durch falsche Ernährung die Energiezufuhr so hoch halten, daß die gewünschte Verringerung der Körpermasse ausbleibt oder nur langsam eintritt.

Eine fettfreie Ernährung ist nicht möglich und auch nicht sinnvoll, da Fette auch als Träger der fettlöslichen Vitamine dienen. Es geht um eine fettarme Ernährung, wobei insbesondere auf die unterschiedlichen Arten von Fettsäuren geachtet werden sollte. An „gesättigten Fettsäuren", die überwiegend im tierischen Fett enthalten sind, sollte gespart werden. „Ungesättigte Fettsäuren", wie sie in Pflanzen und Fischen zu finden sind, sind lebensnotwendige Nahrungsbestandteile, die im Körper wichtige Funktionen ausüben und vom Körper nicht selbst gebildet werden können. Sie sollten immer wenn möglich bevorzugt werden.

Die Patienten sollten lernen, kalorienbewußt zu kochen und zu essen. Das regelmäßige Nachschlagen in Nährwertetabellen lohnt sich auch und gerade mit dem Band.

7. Meiden von süßen Getränken und Alkohol

Achtung: Ganz bewußt sollten Menschen, die zwanghaft süße Getränke (z.B. Coca Cola) in großen Mengen zu sich nehmen, von der Operation ausgeschlossen werden.

Der Grund ist einfach zu benennen: Flüssigkeiten passieren das Band problemlos. Bei einer Zufuhr von großen Volumina kalorienreicher Getränke bleibt der Effekt des Magenbandes aus. Alkohol ist eine solche hochenergetische Flüssigkeit. Es tritt nicht die erwartete Gewichtsabnahme ein. Ebenso kann das vermehrte Trinken von süßen Fruchtsäften oder anderen energiereichen Getränken zu einer energetischen ausreichenden Versorgung des Organismus führen. Abnehmen kann man jedoch nur, wenn der Stoffwechsel des Körpers in einem milden Hungerzustand gehalten wird.

8. Vitaminreiche Nahrung

Einschränkung in der Quantität der Nahrung muß nicht Einschränkung der Qualität bedeuten. Ganz im Gegenteil. Es ist bei einer eingeschränkten Nahrungszufuhr von entscheidender Bedeutung, daß auf eine qualitativ vollwertige Ernährung geachtet wird. Qualitativ vollwertig bedeutet, daß Vitamine, Mineralien und Spurenelementen in ausreichender Menge zugeführt werden. Das ist kein Widerspruch. Durch eine Auswahl vollwertiger und abwechslungsreicher Kostformen unter Einbeziehung von frischem Obst und Gemüse kann der Patient dieser Forderung gerecht werden.

9. 3–4 Mahlzeiten pro Tag

Der normale Rhythmus einer gesunden Ernährung besteht in europäischen Regionen auf einer über die Tageszeit verteilten Ernährung. Die Begrenzung der Mahlzeiten in der Anzahl und über den Tagesrhythmus verteilt, sichert die Begrenzung der Nahrungszufuhr in der Gesamtbilanz.

Frühstück, Mittagessen, Vesper und Abendbrot sind Mahlzeiten, die unserem Kulturkreis entsprechen. Ein ständiges Essen von „Zwischenmahlzeiten" und „Snacks" wird durch das Band nur wenig behindert. Es sollte aus „Bilanzgründen" unterbleiben. Das Band liefert in erster Linie einen Schutz gegen das unbändige Essen großer Mengen von Nahrung. Es wirkt wie eine „Eßbremse".

10. Selbstdisziplin: Bei geringstem Sättigungsgefühl: sofort aufhören zu essen!

Der durch das Magenband abgeschnürte Vormagen (Pouch) ist nicht nur das Reservoir, sondern auch Steuerungsorgan.

Bei einer ausreichenden Füllung des Pouches kommt es zu einer Dehnung der Magenwand in diesem Bereich. Durch Rezeptoren (Empfänger des Signals Dehnung) werden körpereigene Wirkstoffe des Verdauungstraktes (Enterohormone) freigesetzt. Diese in die Blutbahn freigesetzten Hormone und aufsteigende Nervenbahnen melden dem Zentralnervensystem „Sättigung". Viele Patienten kennen dieses Gefühl schon seit langem nicht mehr, da ihr Magen mit einem besonders großen Fassungsvermögen nicht mehr in der Lage war, diese Signale zu entsenden. Offenbar ist es nicht so, daß das Zentralnervensystem prinzipiell nicht mehr in der Lage ist, diese Signale aufzufangen oder zu verarbeiten, denn nach der Operation lernen diese Patienten wieder das „Sättigungsgefühl" kennen.

Das größere Problem stellt bei vielen Eßgestörten die Fähigkeit dar, bei einem Signal „Sättigung" auch wirklich aufzuhören. Gelegentlich essen die Patienten einfach weiter, entweder aus Gewohnheit oder Unvermögen eine Selbstkontrolle aufzubauen, und schließlich erbrechen sie. Damit setzen sie das Band und sich selbst einer großen Gefahr aus. In einem Fall einer übermäßigen Zufuhr von kohlensäurehaltigen Getränken ist auch bereits eine Pouchruptur beobachtet worden (Götzen, 1998). Entscheidend ist es, frühzeitig solche Verhaltensstörungen zu erfassen und eine Verhaltenstherapie einzuleiten.

Veränderungen von Körper und Funktionen

Die Umstellung des Organismus ist durch den Abbauprozeß der Fettdepots vielfältig. Viele Funktionen ändern sich. Die Patienten sollten auf die wichtigsten Veränderungen und ihre Bedeutung hingewiesen werden.

Der *Stuhlgang* ist eine Körperfunktion, die sich nach einer Magenbandoperation grundlegend ändert. Während der Vielesser vor der Operation regelmäßig, häufig und voluminöse Stühle absetzte, folgt nach der Operation eine Phase der relativen „Verstopfung". Anfangs nur flüssige Kost, später nur kleine Portionen lassen die Frequenz und die Menge des Stuhls drastisch mindern. Später findet sich wieder ein neuer Rhythmus. Prinzipiell ist jedoch ein Stuhlgang bis zu aller 3 Tagen noch als normal anzusehen. Medikamente zur Stuhlregulierung dürfen nicht von sich aus genommen werden. Mit dem Hausarzt sollten die Maßnahmen bei mehr als 3tägigem Aussetzen des Stuhlganges besprochen werden.

Haarausfall und brüchige Nägel können in der Phase der drastischen Gewichtsreduktion auftreten. Die ausreichende Versorgung mit Mineralien und Vitaminen in Form von Konzentraten können diese Nebenwirkungen beseitigen oder abschwächen. Diese Erscheinungen sind nur vorübergehender Natur und verschwinden mit der Stabilisierung der Gewichtskurve.

Überschüssige Haut führt zu kosmetischen Problemen. Manche Körperregionen sind stärker betroffen (Abb. 65). Bei jüngeren Menschen ist die Elastizität der Haut größer als im höheren Alter. Dementsprechend sind die kosmetischen Probleme geringer. Kosmetische Korrekturen sollten prinzipiell erst dann vorgenommen werden, wenn die Gewichtskurve stabil ist. Eine Pflege der Haut mit Bürstungen und Creme ist unbedingt zu empfehlen.

Muskelschwund ist ein weiterer unerwünschter Effekt der Gewichtsreduktion. Muskulatur besteht aus Eiweiß und wird bei Hunger zuerst vom Körper abgebaut. Bioelektroimpedanzmessungen haben zeigen können, daß initial die Muskelmasse in gleicher Geschwindigkeit abnimmt, wie die Fettmasse. Körperliche Bewegung fördert Erhalt der Muskulatur auch in „Hungerphasen". Zudem ist Sport gut für den Kreislauf und letztendlich auch für die zukünftige Figur.

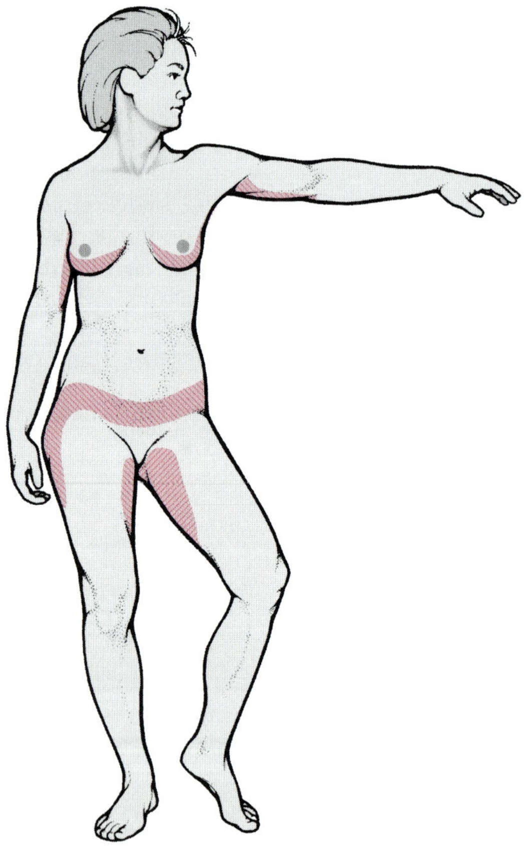

Abb. 65 Problemzonen der Haut nach erfolgreicher Gewichtsreduktion

Der *Blutdruck* sinkt während des Abnehmens. Das ist bei erhöhten Blutdruck erwünscht. Bei einem normalen Ausgangswert kann der erniedrigte Blutdruck das Wohlbefinden erheblich stören. Schwindelgefühl und starke Müdigkeit sind erste Anzeichen. Mit Hilfe des Hausarztes können die Nebenwirkungen eingeschränkt werden.

Der *Blutzucker* wird durch veränderten Insulinspiegel anders eingestellt. Während Diabetiker plötzlich weniger oder kein Insulin mehr brauchen, kann es bei stoffwechselgesunden Personen zu Zeichen der Hypoglykämie kommen.

Viele jüngere Patientinnen berichten, daß mit der Gewichtsreduktion sich auch die ursprünglich gestörte *Libido* wieder normalisiert.

Die *Regelzyklen* der Frau sind bei Adipositas vielfach gestört. Mit der Normalisierung des Gewichtes können sich die Zyklen der Menstruation wieder völlig normalisieren. Das trifft auch auf die *Fruchtbarkeit* zu.

Viele Frauen waren der Meinung, unfruchtbar zu sein. Mit der Normalisierung des Gewichtes wird die Fruchtbarkeit wieder hergestellt. Dementsprechend sollte Kontrazeption betrieben werden. Eine Schwangerschaft sollte erst nach Normalisierung der Körpermasse angestrebt werden.

13 Revisionseingriffe

Pouchverkleinerung

Die Pouchdilatation kann der Ausgangspunkt für ein Slippage sein. Kommt es nach einer Bandentblockung nicht zu einer ausreichenden spontanen Kontraktion des Pouches, so muß an die operative Verkleinerung gedacht werden.

Dazu wird im Rahmen der Relaparoskopie die fibröse Kapsel um das Band mit der Schere eröffnet und das Band zirkulär freigelegt.

Mit einer atraumatischen Faßzange wird nun das Band nach kranial verlagert, während Magenanteile nach distal verlagert werden. Die Kalibrationssonde kann sowohl zur anatomischen Orientierung als auch zur Festlegung der Pouchgröße eingesetzt werden. Danach wird das Band von der großen Kurvatur zur kleinen Kurvatur hin übernäht.

Schlumpf et al. (1998) bevorzugen bei der Pouchdilatation, die ausschließlich bei einer Bandeinlage durch die Bursa omentalis nach 3, 8, 9, 9, und 11 Monaten auftrat, die Bandneuanlage. Dazu wurde nach Entfernung des ersten Bandes eine neue retrogastrale Tunnelierung oberhalb der Bursa omentalis geschaffen. Die postoperativen Ergebnisse über 12 Monate zeigen eine regelrechte Gewichtsabnahme ohne Komplikationen.

Slippage-Operation

Die notfallmäßige konservative Erstbehandlung des Slippage wurde bereits dargestellt. Gelingt es mit Bandöffnung und Magensonde nicht, die Passage wieder herzustellen, so muß die sofortige Relaparoskopie erfolgen.

Nach Lösen von lokalen Verwachsungen (meist ist der linke Leberlappen adhärent) wird das gesamte Band freigelegt. Dazu muß die bindegewebige Hülle, welche das Band umgibt, vollständig mit der Schere eröffnet werden.

Danach wird das Band am Verschlußmechanismus vorsichtig angehoben. Mit atraumatischen Faßzangen (optimal 2 Faßzangen) werden vorsichtig und schrittweise die nach kranial verlagerten Magenanteile durch das Band nach kaudal gezogen (Abb. 66).

Achtung: Eine Slippage-Situation kann eine erheblich inflammatorische Komponente besitzen. In diesen Fällen ist die Magenwand sehr vulnerabel. Das trifft insbesondere auf die Magenanteile im Bereich der Schnürfurche zu. Wegen der erhöhten Verletzungsgefahr sollten, wenn immer möglich, Magenwandteile mit normaler Serosa zum Fassen ausgesucht werden.

Nach Beseitigung der Herniation werden die distalen Magenanteile vom Fundus ausgehend über das Band genäht. Auf eine vollständige Erfassung, insbesondere der dorso-sinistralen Magenanteile, muß dabei geachtet werden. Bei insgesamt 4 Slippage-Situationen gelang in 3 Fällen die laparoskopische Reposition. Nur in einem Fall mußte das Band explantiert werden. Bei dieser Patienten wurde nach einem 1/4 Jahr ein „Schwedische Band" reimplantiert.

Insgesamt ist die ursprüngliche hohe Rate von Slippage-Situationen (bis 20 %) (Desaive, 1995) durch ein konsequentes Übernähen des Bandes drastisch reduziert worden.

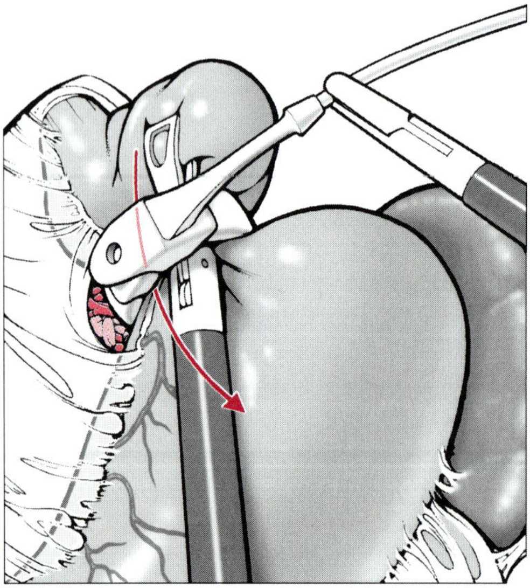

Abb. 66 Prinzip einer Slippage-Reposition

Bandexplantation

Verschiedene Situationen können zur Explantation des Magenbandes führen:

1. Bandarrosion
2. operativ nicht korrigierbare Slippage-Situation
3. Infektion des Band-Systems
4. auf Verlangen des Patienten

Die Explantation kann in der Regel immer laparoskopisch erfolgen. Dazu sind die Standard-Trokar-Positionen der Erstoperation zu besetzen.

Nach Lösen von Verwachsungen im Bandbereich, wird der Verschlußmechanismus freigelegt. Dieser sollte immer im Bereich der kleinen Kurvatur plaziert sein. Aus Gründen einer möglichen späteren Revision sollte dieser Bereich auch stets nicht übernäht werden.

Der Verschlußmechanismus wird mit der Schere in Bandverlaufsrichtung eröffnet (Abb. 67).

Das Band sollte möglichst nicht quer durchtrennt werden, da bei der Entfernung eine größere Verletzungsgefahr besteht.

Das Band wird anschließend vorsichtig aus der fibrinösen Hülle herausgezogen. Zur Entfernung muß entweder ein 18-mm-Trokar plaziert oder eine Mini-Laparotomie durchgeführt werden.

Eine Arrosion des Bandes macht den gleichzeitigen Verschluß des Defektes not-

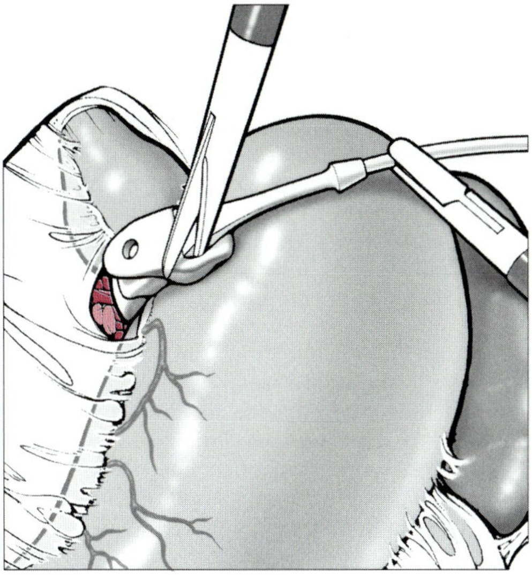

Abb. 67 Prinzip der Bandexplantation

wendig. Dazu können laparoskopisch Einzelknopfnähte gelegt werden. Eine gastroskopische Kontrolle kann die Sicherheit des Verschlusses im entzündlichen Gewebe nachweisen. Die alleinige Drainage (Magensonde und lokale Drainage) ohne operativen Verschluß des Defektes kann nicht empfohlen werden.

Band-Reimplantation

Nach Explantation des Magenbandes kommt in der Regel keine erneute Bandeinlage in gleicher Lokalisation in Betracht. Zumindest kann kein Band auf gleichem Wege, daß heißt im gleichen Gewebeareal, gelegt werden, da hier Vernarbungen eine gefahrlose Präparation verhindern.

Es besteht nach Explantation eines Kuzmak-Bandes (LAP-Band) die Möglichkeit, ein schwedisches Band (SAGB) einzulegen. Der ehemalige retrogastrische Tunnel wird nicht mehr tangiert. Außerhalb des ehemaligen Operationsgebietes, mit Ausnahme des His-Winkels, kann die erneute Bandeinlage erfolgen. Wir haben dies in einem Fall erfolgreich ausführen können.

Portkammer-Infektion

Die Infektion der Portkammer ist ein dringlicher Revisionsgrund. Jede Infektion im Bereich der Portkammer erfordert die unverzügliche Explantation der Kammer. Die Wundbehandlung erfolgt offen. Das Schlauchsystem wird „gekappt" und nach Säuberung in die Bauchhöhle zurückverlagert. Der Anschluß an eine neue Portkammer erfolgt durch Relaparoskopie.

Alternativ kann die sofortige simultane Neuanlage an einer anderen Stelle versucht werden. Die Reinfektionsgefahr durch das Schlauchsystem ist jedoch nicht unerheblich. Im eigenen Krankengut war sie nur in einem von 3 Fällen erfolgreich. Bei zwei Patienten mußte die Portkammer zu einem späteren Zeitpunkt angeschlossen werden.

Achtung: Eine konservative Behandlung der Portkammer-Infektion durch Spülung oder lokaler Antibiose ist strikt abzulehnen, da der Infekt sich entlang des Schlauchsystems fortpflanzen kann und die Infektion des Bandes droht.

Portfixierung und -verlagerung

Eine Portrotation oder die abnorme Beweglichkeit einer Portkammer verhindern die Punktion der Kammer und damit deren Füllung.

In diesen Fällen muß eine Revision erfolgen und die Portkammer mit 4 Fäden nichtresorbierbaren Nahtmaterials auf der Rektusaponeurose befestigt werden. Die Rektusaponeurose muß dazu gut sichtbar dargestellt werden. Bindegewebige Brücken auf der Aponeurose müssen abgeschoben werden, da diese keinen ausreichenden Halt abgeben.

Bei einer Plazierung in die Rektusscheide muß eine Fixation auf dem hinteren Blatt der Rektusscheide erfolgen.

Schlauchdefekte

Die plötzlich einsetzende Fähigkeit wieder vermehrt zu essen, kann verschiedene Ursachen haben. Es gibt mehrere Fallberichte über Defekte im Schlauchsystem, über die das Füllvolumen austritt.

Bei einer Röntgendarstellung, bei der ein nicht mehr gefülltes Band vorgefunden wird, ist stets Anlaß, das gesamte Port-Schlauch-System nach Kontrastmittelfüllung auf Unversehrtheit zu untersuchen.

Tritt unter Druck Kontrastmittel aus dem Schlauchsystem aus, so liegt ein Defekt des Schlauches vor. Die Ursache liegt am ehesten in der Vorschädigung durch das Ansetzen von Klemmen.

Kasuistik: Bei einer 39jährigen Frau kommt es 9 Monate nach Implantation eines Magenbandes plötzlich nach einem Hustenanfall zu einer verstärkten Möglichkeit der Nahrungszufuhr. Bei der Röntgen-Darstellung eines Gastrografin-Schluckes fällt bei regelrechter Bandlage eine ungehinderte und rasche Stomapassage auf. Daraufhin wird die Portkammer punktiert. Es läßt sich zunächst kein Füllvolumen aspirieren. Bei der sich anschließenden Portkammerfüllung füllt sich zunächst das Band. Mehr zufällig fällt eine geringe Kontrastmittelansammlung am Schlauchsystem auf, die sich nur 2 cm distal der Konnektionskanüle befindet. Die operative Revision im Bereich der Bauchdecke zeigt einen kleinen Defekt des Schlauches. Nach Kürzung des Schlauches wird das Ende erneut auf die Konnektionskanüle geschoben. 2 Mersilene-Ligaturen werden routinemäßig gegen eine Diskonnektion an der Verbindungsstelle gelegt.

14 Ergebnisse

Gewichtsreduktion

Jede neue Behandlungsform muß sich an den herkömmlichen und konkurrierenden Techniken messen. Der Erfolg einer operativen Behandlung läßt sich an verschiedenen Kriterien ablesen. Der Verlust an Fettmasse (gemessen in kg Körpermasse) ist dabei nur ein, wenn auch wichtigste Aspekt. Die Normalisierung des Körpermassenindex BMI in Bereiche von weniger als 30 kg/m^2 ist ein wichtiges Zielkriterium.

Aus diesem Grunde wird sich, wenn es um die Erfolgsbeurteilung geht, an die Gewichtskurve gehalten. Dabei ist jedoch zu beachten, daß das Ausgangsgewicht einen ganz entscheidenden Einfluß auf die Gewichtskurve nach der Operation hat. Ein Patient mit 240 kg Ausgangsgewicht verliert in absoluten Zahlen (kg Körpermasse) innerhalb eines Zeitraums (z.B. 4 Wochen) deutlich mehr an Gewicht, als bei einem Ausgangsgewicht von 130 kg. Der relative (prozentual zum Körpergewicht) Verlust fällt dagegen bei höheren Ausgangsgewichten geringer aus (Abb. 68).

Die Abbildung 69 zeigt den mittleren Verlust (arithmetischer Mittelwert) an Körpermasse (kg) im Abstand zur Operation. Ein weitaus differenzierteres Bild erhält man, wenn man den Verlust des Übergewichtes (in Prozent) für eine Beurteilung heranzieht (Abb. 70).

Für die Beseitigung krankheitsfördernder Einflüsse der Adipositas ist letztendlich der Körpermassenindex (BMI) der entscheidende Meßwert (Abb. 71). Jede Behandlung hat nur dann einen wahrhaftigen Erfolg, wenn der BMI dauerhaft normalisiert oder zumindest auf einen Wert von weniger als 30 kg/m^2 gesenkt werden konnte. Diese Fähigkeit hat bei der extremen Adipositas (BMI >40) bislang nur die chirurgische Therapie unter Beweis stellen können.

Vergleicht man die postoperativen Gewichtskurven nach Gastric Banding mit

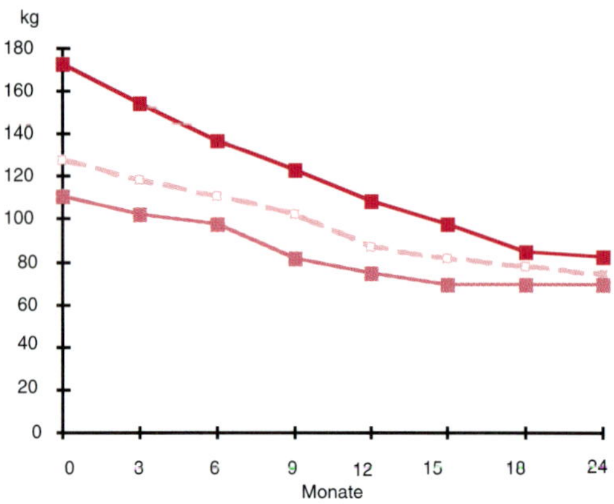

Abb. 68 Gewichtsverlust für Patienten mit unterschiedlichen Ausgangsgewichten

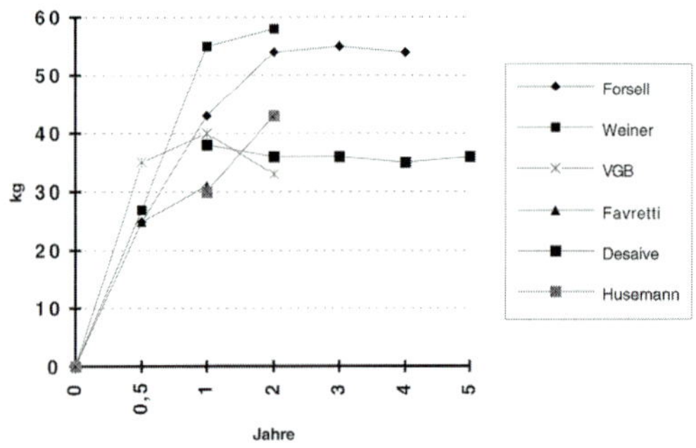

Abb. 69 Gewichtsverlust nach Gastric Banding

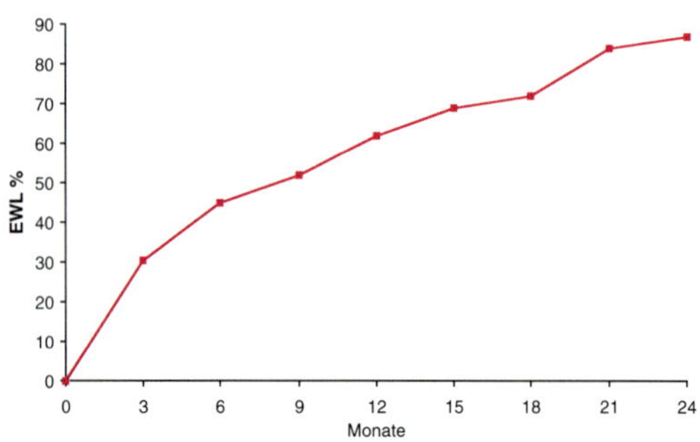

Abb. 70 Prozentualer Gewichtsverlust [% des Übergewichts]

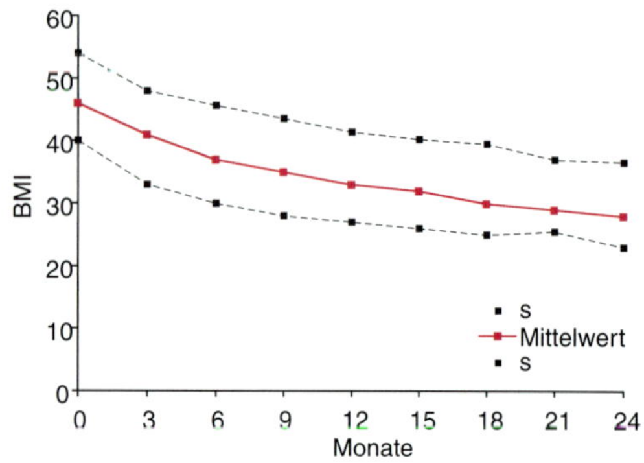

Abb. 71 BMI-Index nach Gastric Banding

herkömmlichen Operationsverfahren, wie der vertikalen Gastroplastik, dem Magen-Bypass u.a. Verfahren, so zeigt sich eine gleiche Effektivität in der Gewichtsreduktion (Abb. 72).

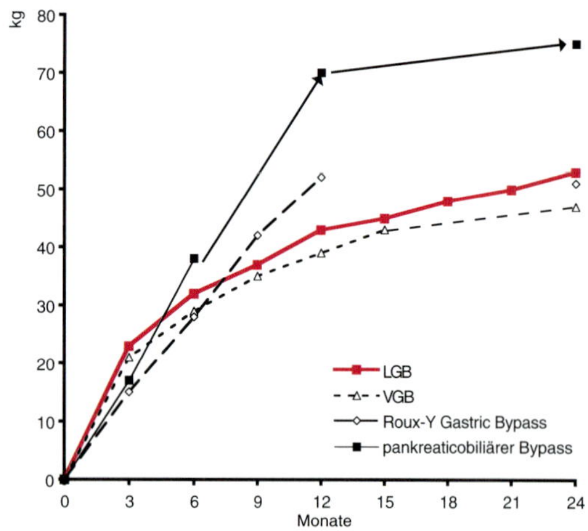

Abb. 72 Gewichtsabnahme nach verschiedenen operativen Verfahren zur Behandlung der morbiden Adipositas (LGB: Laparoskopisches Gastric Banding, VGB: Vertikale Gastroplastik)

Die Gesamtmorbidität liegt jedoch unter denen der konventionellen Verfahren, wie beispielsweise der vertikalen Gastroplastik (Hell und Lang, 1996). Zudem werden bestimmte Komplikationen, wie Milzverletzung, Narbenhernien und vermehrte Thrombosen, Embolien und pulmonale Infekte, wie sie im Rahmen einer Laparotomie bei extrem Adipösen vermehrt auftreten können, nicht beobachtet. Auch damit kann das minimal-invasive Operationsverfahren seine hohe Effizienz nachweisen.

Therapeutische Effekte auf Adipositas-assoziierte Erkrankungen

Eine Vielzahl Adipositas-assoziierter Erkrankungen werden durch eine erfolgreiche Gewichtsreduktion nachhaltig positiv beeinflußt.

Herz-Kreislauf-Erkrankungen

Der positive Einfluß einer erfolgreichen Gewichtsreduktion auf die Führung eines Hypertonus ist vielfach nachgewiesen. Viele Patienten können ihre antihypertensive Therapie drastisch reduzieren oder ganz einstellen. Im eigenen Patientengut konnten 50 % der medikamentös eingestellten Hypertoniker bereits innerhalb eines halben Jahres ihre Dosis reduzieren oder die Medikamenteneinnahme ganz einstellen.

Stoffwechsel-Erkrankungen

Diabetes mellitus und Fettstoffwechselerkrankungen zeigen einen deutlich positiven Effekt auf die erfolgreiche Gewichtsreduktion. Zahlreiche insulinpflichtige Patienten können ihre tägliche Insulindosis reduzieren oder die Insulintherapie ganz einstellen.

Orthopädische Erkrankungen

Insbesondere degenerative Erkrankungen der unteren Extremität zeigen therapeutische Auswirkungen, da die Belastung der Gelenke drastisch gemindert wird. Die Belastbarkeit der Patienten erhöht sich, die Progredienz der Erkrankungen kann zumindest positiv beeinflußt werden.

Lungenfunktion

Dyspnoe in Ruhe und bei Belastung bilden sich zurück. Eine Reihe von Patienten war vor der Operation nicht mehr in der Lage die Treppen bis zum 1. Geschoß eines Wohngebäudes zu steigen. Bereits nach Verlust von 20 bis 30 kg zeigen die Patienten eine deutliche Besserung der kardiopulmonalen Leistungsfähigkeit.

Schlafapnoe

Die Schlafapnoe kann bekanntermaßen nach einer Reduktion von bereits nur 30-40 kg völlig verschwinden. Die Patienten haben mit konservativen Therapiemaßnahmen diese notwendige Reduktion nicht erreicht, so daß nach Gastric Banding dieser Effekt frühzeitig nachweisbar ist.

Im eigenen Krankengut konnten alle 4 Patienten, die mit einem CPAP-Atemgerät schlafen mußten, diese Sicherungsmaßnahme nach 3 bis 5 Monaten nach der Operation verlassen.

Psychosoziale Komponente

Die subjektiven Veränderungen gehen meist mit der Normalisierung des BMI einher. Dazu zählen die Wiederherstellung der körperlichen Leistungsfähigkeit, subjektives und psychisches Wohlbefinden.

Blutdruck und Stoffwechselfunktionen normalisieren sich. Unmittelbar damit sind wiederum soziale Auswirkungen, wie Wiederaufnahme einer beruflichen und/oder sportlichen Tätigkeit verbunden. Die Selbstsicherheit der Patienten kehrt zurück. Er traut sich wieder mit den Kindern in das Schwimmbad oder zum Elternabend. Die Kleidung kann wieder in „normalen" Geschäften gekauft werden. Mit diesen Veränderungen lösen sich Spannungen in der Familie. Die subjektiven Auswirkungen einer erfolgreichen Gewichtsreduktion sind schwer zu erfassen. Aus diesem Grunde wird sich, wenn es um die Erfolgsbeurteilung geht, an die Gewichtskurve gehalten. Für die Beseitigung krankheitsfördernder Einflüsse der Adipositas ist letztendlich der Körpermassenindex (BMI) der entscheidende Meßwert. Jede Behandlung hat nur dann einen wahrhaftigen Erfolg, wenn der BMI dauerhaft normalisiert werden konnte. Diese Fähigkeit hat bei der extremen Adipositas (BMI >40) bislang nur die chirurgische Therapie unter Beweis stellen können.

Ein Erfolg bleibt auch den Patienten versagt, denen aus unterschiedlichen Gründen das Band vor einem ausreichenden Gewichtsverlust wieder entfernt werden mußte. Das kann beispielsweise nach Komplikationen, wie einem „Slippage" oder einer „Bandarrosion" notwendig werden (s. o.). Wir haben zwei Patientinnen beobachtet, die bereits ausreichend abgenommen hatten und erst danach das Band entfernt werden mußte. Während bei einer 48jährigen Frau das Gewicht konstant über 6 Monate nunmehr unten blieb, mußte der anderen Patientin erneut ein Band eingelegt werden, da sie ständig durch ihre Eßstörungen trotz Verhaltenstherapie wieder zunahm. In diesen Fällen wurde ein „schwedisches Magenband" (SAGB) implantiert, welches einen anderen retrogastrischen Weg nimmt. Der retrogastrische Tunnel, wie er beim LAP-Band präpariert wurde, blieb unangetastet. Das Band wurde nach unproblematischer Darstellung beider Zwerchfellschenkel um den Mageneingang plaziert.

Kosmetische Folgen – Plastische Chirurgie

Die Auswirkungen des Gewichtsreduktion auf die Hautverhältnisse ist von verschiedenen Faktoren abhängig. Dazu zählen das Alter, das Ausmaß der Adipositas, Adipositastyp und die Geschwindigkeit der Gewichtsreduktion.

Bei jungen Frauen, die regelmäßig ihre Haut aktiv pflegen, können die kosmetischen Folgeprobleme klein gehalten werden. Es ist jedoch wichtig, daß die Gewichtsannahme „sanft" erfolgt. Je schneller die Gewichtsreduktion, desto größer sind die kosmetischen Probleme.

Es gibt bekannte Problemzonen, wie am Bauch, Oberschenkelinnenseiten und an den Oberarmen (vgl. Abb. 66). Die Korrektur der Brüste durch Implantate und weitere plastisch-chirurgische Verfahren können notwendig werden, wenn hier präoperativ deutliche Fettansammlungen bestanden.

Viele Patienten möchten bereits nach 9 Monaten die ersten Korrekturen haben. Hier muß gewarnt werden. Der optimale Zeitpunkt ist erst dann für plastisch-kosmetische Korrekturen gekommen, wenn eine ausreichend lange Stabilisierung der Gewichtskurve erreicht wurde. Das ist erst in der Regel nach 2 Jahren postoperativ oder später.

Lebensqualität

Die Lebensqualität nach operativen Eingriffen ist vielschichtig determiniert und schwer zu objektivieren. Für eine Reihe von Operationsverfahren wurden Score-Systeme erfaßt, um vergleichbare Daten erheben zu können.

Für das Verfahren des „Gastric Banding" gibt es bislang keine Bewertungskriterien.

In einer anonymen Umfrage bei 100 Patienten mit einem Zeitabstand von mehr als einem Jahr nach Gastric Banding im Krankenhaus Nordwest Frankfurt wurden durch eine Mitarbeiterin einer anderen Klinik Datenmaterial erhoben, das auch Aussagen zur Lebensqualität zuläßt.

Es handelt sich um subjektive Selbsteinschätzungen der Patientinnen und Patienten zu einer Vielzahl von Fragekomplexen, auf die an dieser Stelle nur auszugsweise eingegangen werden kann.

Die eigene Einschätzung der Patienten gibt danach Auskunft, daß sich für 93 % innerhalb von mindestens einem Jahr nach der Operation die Lebensqualität verbessert hat (Abb. 73). Eine Verschlechterung ihrer Situation sahen nur 2 Frauen. Eine unzureichende Gewichtsabnahme bei noch liegendem Band und ein Zustand nach Bandexplantation waren die Gründe.

Der überwiegende Anteil der Patienten war mit dem Erfolg der Behandlung (Abb. 74) und der bisherigen Gewichtsabnahme (Abb. 75) zufrieden. Verbesserungen in der psychischen Situation sahen 90 % aller Operierten (Abb. 76). Immerhin beobachtete annähernd die Hälfte (48 %) der Operierten eine positive Beeinflussung ihres Sexuallebens nach erfolgreicher Gewichtsreduktion (Abb. 77).

Erfreulich, wenn auch objektiv nicht überprüft, sind die Veränderungen in der sportlichen Aktivität. Während die meisten Patienten vor der Operation keinen Sport trieben, veränderte sich dies nach der Ope-

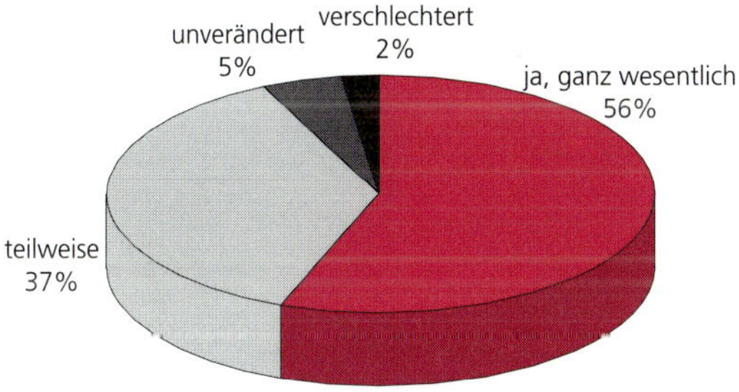

Abb. 73 Antwortspiegel: Wie hat sich Ihre Lebensqualität seit der Operation verbessert?

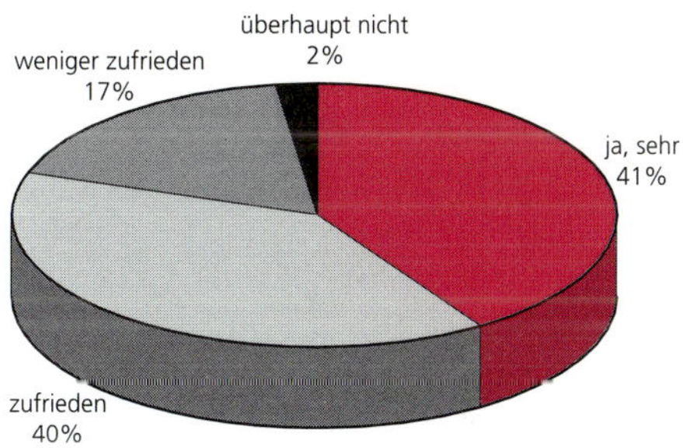

Abb. 75 Antwortspiegel: Sind Sie mit der Gewichtsabnahme zufrieden?

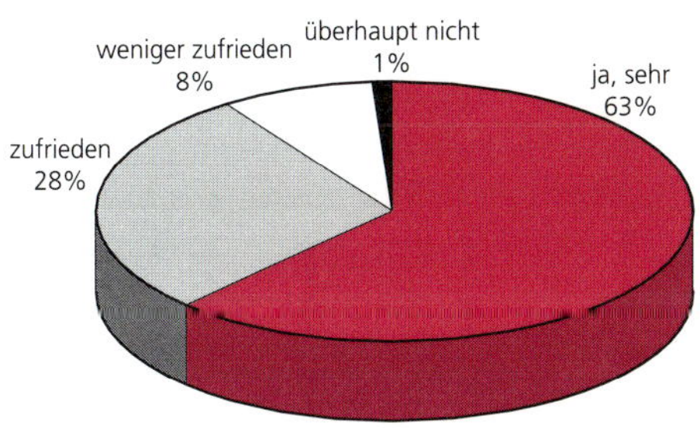

Abb. 74 Antwortspiegel: Wie sind Sie mit dem Erfolg der Behandlung zufrieden?

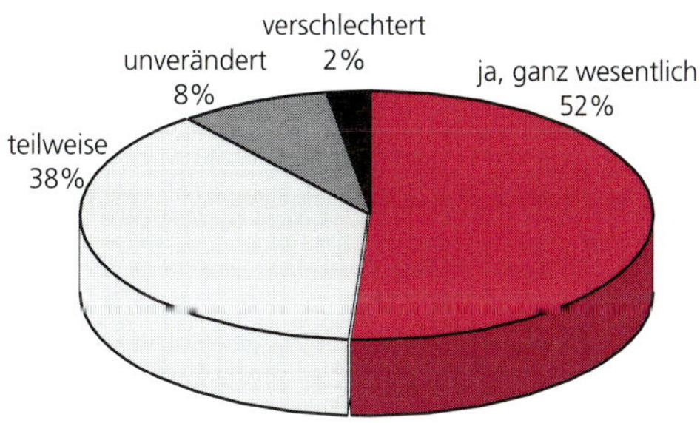

Abb. 76 Antwortspiegel: Hat sich Ihre psychische Situation verbessert?

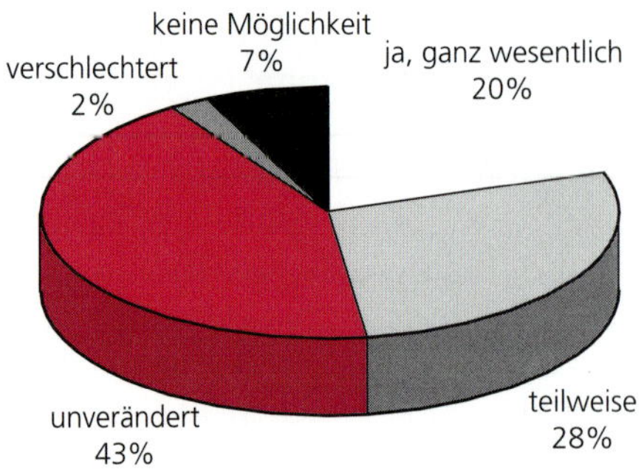

Abb. 77 Antwortspiegel: Hat sich Ihr Sexualleben nach der Operation positiv verändert?

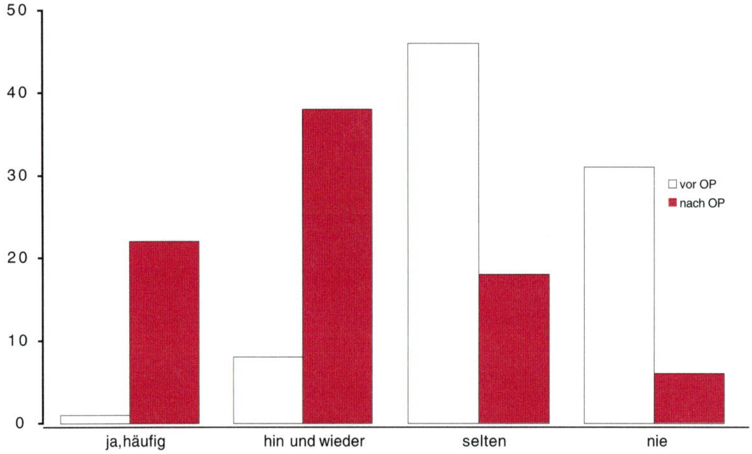

Abb. 78 Antwortspiegel: Haben Sie vor/nach der Operation an sportlichen Aktivitäten teilnehmen können?

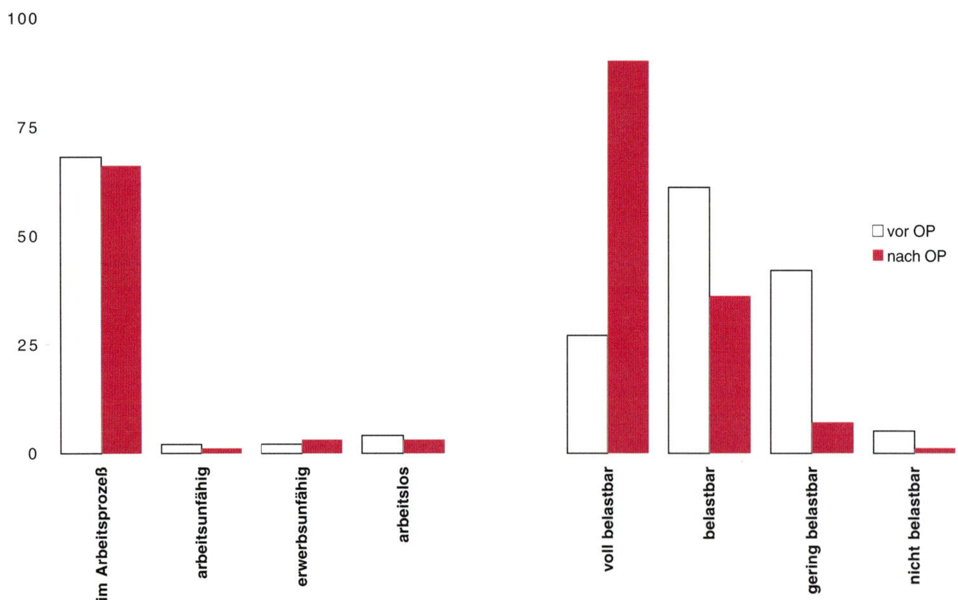

Abb. 79 Antwortspiegel: Waren Sie vor der Operation aufgrund Ihrer Adipositas und der Folgeerkrankungen eingeschränkt? (am Arbeitsplatz/als Hausfrau/-mann; im Haushalt). Hat sich Ihre Situation seit der Operation verändert?

ration nachhaltig (Abb. 78). Im Berufsleben und im häuslichen Alltag stieg die Belastbarkeit mit dem Operationserfolg an (Abb. 79).

Die vor der Operation vorhandenen orthopädischen Beschwerden besserten sich mit der Gewichtsreduktion augenfällig (Abb. 80).

Aus der Vielzahl der erhobenen Daten sind an dieser Stelle nur auszugsweise Ergebnisse wiedergegeben worden, die durchweg positiv sind. Die mit dem Band verbundenen Probleme sind jedoch nicht zu vernachlässigen. Während allgemeine abdominale Beschwerden (z.B. Krämpfe, Durchfälle, Verstopfungen, Blähungen) auch mit der Nahrungsauswahl und den veränderten Eßgewohnheiten zusammenhängen können (Abb. 81), ist die anonym angebene Häufigkeit von Übelkeit, Brechreiz und Erbrechen relativ hoch (Abb. 82). Das ist besonders bedeutsam, wenn es um die Entwicklung von Komplikationen, wie Pouchdilatation und Slippage geht.

Die bedeutsame Frage, ob jemand sich wieder dieser Operationsmethode unterziehen möchte, wurde in 95 % mit „Ja" beantwortet. 3 % waren unentschlossen.

In Zukunft wird diesen Fragen der Lebensqualität eine weitaus größere Bedeutung beizumessen sein. Ein Vergleich zu anderen Operationstechniken und insbesondere zu konservativen Therapieverfahren wäre höchst interessant.

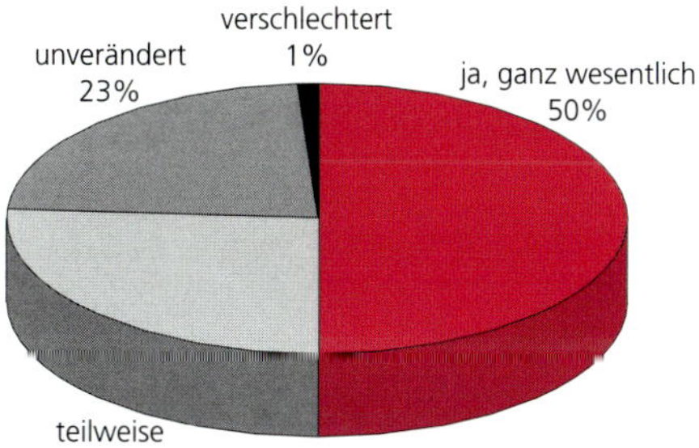

Abb. 80 Antwortspiegel: Wie haben sich Ihre Beschwerden seitens des Bewegungsapparates verbessert?

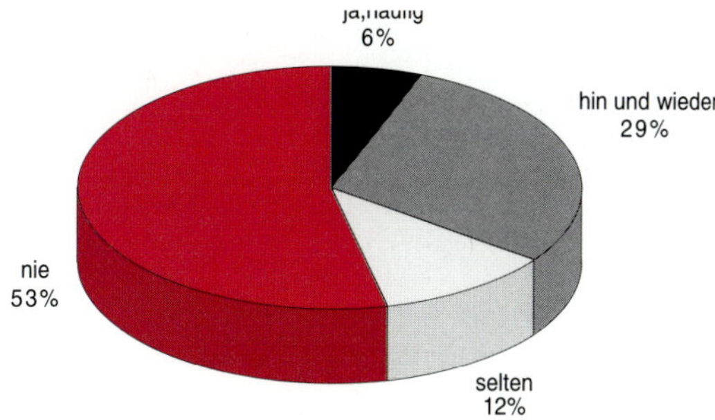

Abb. 81 Antwortspiegel: Haben Sie seit der Operation unter Bauchbeschwerden gelitten? (z.B. Krämpfe, Durchfälle, Blähungen, Verstopfungen u.a.)

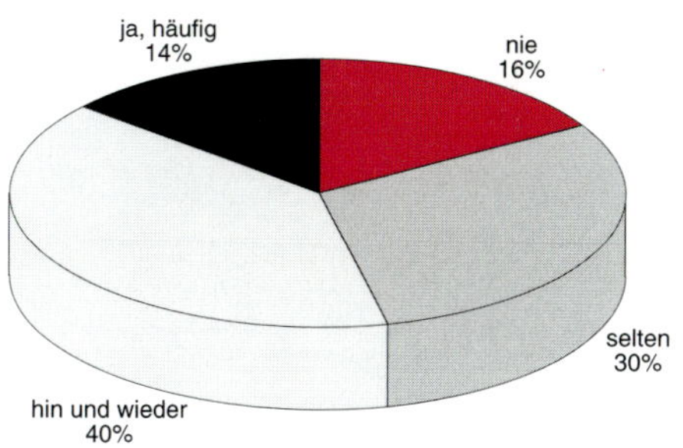

Abb. 82 Antwortspiegel: Leiden Sie seit der Operation gelegentlich unter Übelkeit, haben Sie Brechreiz und gelegentliches Erbrechen?

15 Offene Fragen

Langzeiteffekte

Das steuerbare Magenband wird erst seit Beginn der 80er Jahre eingesetzt, so daß keine Erfahrungen über Jahrzehnte vorliegen.

Die Ergebnisse der ersten Jahre sind jedoch überzeugend. Bisher aufgetretene Bandarrosionen hatten unterschiedliche Zeitabstände zur Implantation, so daß nicht die Dauer der Bandeinlage als Risikofaktor angesehen werden kann.

Der Verlust der Speicherfähigkeit von Fettdepots wird immer wieder beschrieben. Welcher Zeitraum veranschlagt werden muß, ist bislang kontrovers diskutiert worden. Die Eßverhaltensstörungen sind ebenso fest verankert. Inwieweit in langem Zeitabständen sich diese zentralen Störungen mindern und eine spätere Bandentfernung möglich wird, ist bislang offen. In den kurzen Beobachtungszeiträumen von einigen Jahren ist zumindest gesichert, daß eine Bandöffnung und -entfernung in der überwiegenden Zahl der Fälle mit einer erneuten Gewichtszunahme verbunden ist.

Inkompetenz des UÖS – gastroösophagealer Reflux

Die Kompetenz des unteren Ösophagussphincters (UÖS) besitzt eine große Bedeutung für die Funktion des steuerbaren Magenbandes.

Nur die Funktion des Verschlußmechanismus zwischen Ösophagus und Magen sichert eine vollständige Pouch ausbildung und Pouchfunktion.

Durch die Füllung des Pouches wird die Magenwand gedehnt und der zentral registrierte Sättigungseffekt erreicht (Abb. 83). Dieser Mechanismus wird über Enterohormone oder afferente Nervenbahnen realisiert.

Bei einer Insuffizienz des UÖS wird nach regelrechter Bandeinlage ebenfalls eine Gewichtsreduktion erreicht. Die Möglichkeiten der Nahrungszufuhr werden durch das enggestellte Stoma eingeschränkt.

Die Füllung und Dehnung des Pouches bleibt jedoch aus, da sich die Nahrung in den Ösophagus zurückstaut. Der distale Ösophagus wird zu einem zweiten Reservoir (Abb. 84). Das röntgenologische Bild entspricht dem der Achalasie. Der Wirkungsmechanismus des Ringstomas ist mit dem des Krankheitsbildes Kardiospasmus (nach E. Heller) vergleichbar.

Die Auswirkungen sind:
Negative Effekte:
- das Sättigungsgefühl tritt nicht oder spät ein
- die Achalasie ist progredient

Positiver Effekt:
- der Säurereflux aus dem Magen in den Ösophagus wird gebremst und eine bestehende Refluxösophagitis kann sich bessern.

Bei 4 Patienten mit einer präoperativ manometrisch nachgewiesenen Insuffizienz des UÖS konnte postoperativ eine Druckerhöhung im distalen Ösophagus beobachtet werden.

Qualitätskontrolle

Die Qualitätskontrolle in der Chirurgie erfährt gegenwärtig eine Reihe von Veränderungen, die durch gesetzliche Regelungen hervorgerufen werden. Mit dem Inkrafttreten des 2. GKV-Neuordnungsgesetzes am 1. Juli 1997 ist die Ärzteschaft durch den Gesetzgeber als unmittelbar zuständig für die Fragen der Qualitätssicherung deklariert worden.

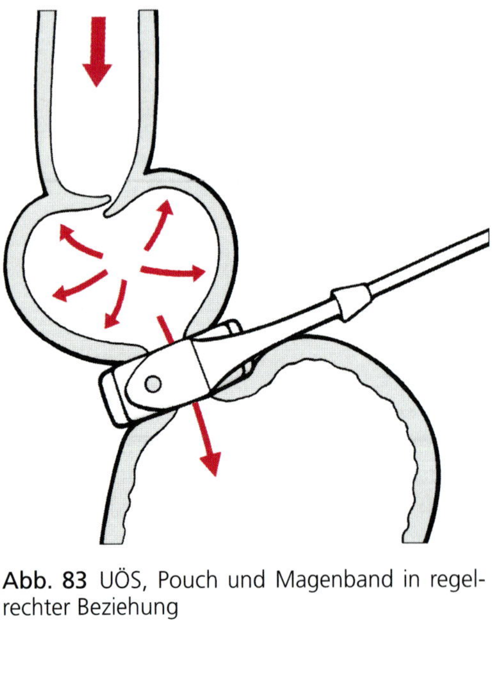

Abb. 83 UÖS, Pouch und Magenband in regelrechter Beziehung

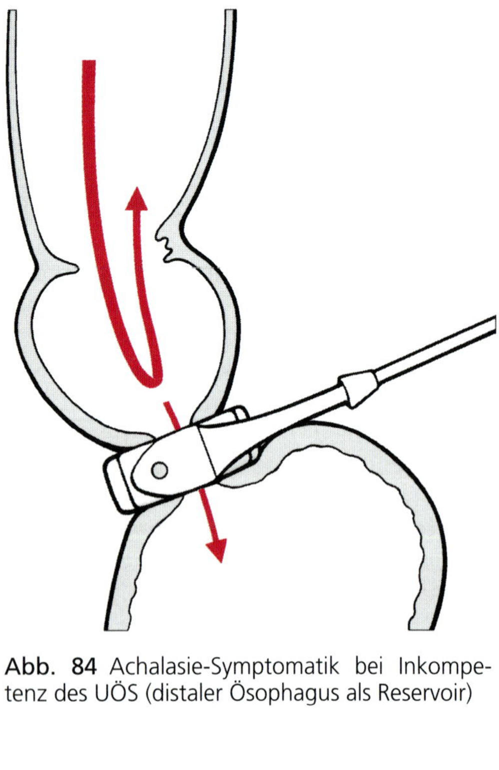

Abb. 84 Achalasie-Symptomatik bei Inkompetenz des UÖS (distaler Ösophagus als Reservoir)

Die Zertifizierungsverfahren werden derzeit in Angriff genommen. Der Zeitpunkt, in dem die Adipositaschirurgie einbezogen wird, ist bislang offen.

Bei einem neuen Operationsverfahren, das bei einer solchen komplexen Erkrankung, wie der Adipositas eingesetzt wird, müssen jedoch bereits heute besondere Anforderungen an die Qualitätssicherung gestellt werden.

Den Herstellern dieser steuerbaren Magenbänder kommt dabei eine Mitverantwortung zu. Es sind dazu Anstrengungen unternommen worden, deren Effizienz noch geprüft werden muß.

Es ist unbedingt erforderlich, daß Ergebnisse und Komplikationen zentral erfaßt und ausgewertet werden (vgl. Tabellen 7, 8 und 9).

Bei den Ergebnissen sind der prozentuale Verlust des Übergewichtes (Excess overweight loss: EWL) und die Veränderung des BMI als Vergleichsparameter wichtig. Die Differenzen im postoperativen Gewichtsverlust liegen in der Patientenselektion, den Ausgangsgewichten, dem postoperativen Management und letztlich auch in der Follow-up-Rate begründet.

Im eigenen Krankengut konnten wir durch intensive Patientenbetreuung bislang eine Follow-up-Rate von 99,5 % erreichen.

Die exakte Angabe der Follow-up-Rate ist unbedingt notwendig, um die erhobenen Ergebnisse in ihrer Bewertbarkeit einzuordnen. Hier können die Auswirkungen ebenso gravierend sein, wie in der Hernienchirurgie. Bei einer angegebenen Follow-up-Rate von 87 % relativiert sich die angegebene Zahl von 3 % Rezidiven. 13 % der Patienten wurden nicht nachuntersucht und könnten ein Rezidiv entwickelt haben.

Therapieversager in der Adipositaschirurgie können sich aus verschiedenen Gründen (z.B. Enttäuschung) einer Nachkontrolle entziehen. Es ist daher unbedingt notwendig, daß nach Implantation des Magenbandes eine strenge und vollständige

Tabelle 7 Komplikationsraten nach laparoskopischem Gastric Banding in den 3 Kliniken mit den größten Patientenserien in Deutschland (730 Patienten)

(Stand I. Quartal 1998)

Komplikationen	Häufigkeit [%]	Klinik
Intraoperativ		
Magenverletzung	0,5	(Klinik 2)
	0,9	(Klinik 1)
	3,4[1]	(Klinik 3)
Konversionen		
	0,0	(Klinik 2)
	0,6	(Klinik 3)
	2,2[2]	(Klinik 1)
Postoperativ		
Band		
Pouchdilatation	2,1	(Klinik 2)
	5,1	(Klinik 1)
	k.A.	(Klinik 3)
Slippage	2,1	(Klinik 2)
	2,9	(Klinik 1)
	5,0	(Klinik 3)
Stomaokklusionen	2,1	(Klinik 2)
	k.A.	(Klinik 1)
	3,2	(Klinik 3)
Arrosion	0,9	(Klinik 1)
	1,0	(Klinik 2)
	k.A.	(Klinik 3)
Port		
Portinfektion	2,1	(Klinik 2)
	3,1	(Klinik 1)
	4,0	(Klinik 3)
Portrotation	0,5	(Klinik 2)
	4,8	(Klinik 1)
	k.A.	(Klinik 3)
Gesamtkomplikationen		
	10,8	**(Klinik 2)**
	19,2	**(Klinik 1)**
	28,4	**(Klinik 3)**
Letalität	0,00	(Klinik 2)
	0,45	(Klinik 1)
	k.A.	(Klinik 3)

[1]inklusive 1 Ösophagusverletzung
[2]bei weiteren 2,2 % der Patienten konnte aus technischen Gründen keine Bandeinlage erfolgen
Angaben auf dem 115. Kongress der Deutschen Gesellschaft für Chirurgie und publiziert in *Der Chirurg* durch Kunath et al. (1998)
(Klinik 1: Urban Berlin, Klinik 2: Nordwest Frankfurt, Klinik 3: Universität Magdeburg, k.A.: keine Angaben)

Tabelle 8 Abnahme des Übergewichtes (EWL) (in % des Übergewichtes) für einzelne Zentren nach laparoskopischem Gastric Banding

Klinik	Monate postoperativ									
	3	6	9	12	15	18	21	24	27	30
1	25	35	41	43		48		50	51	62
2	31	45	52	63	69	72	84	87	84	
3	30			50	x	x	x	x		
4	30	48	57							
5	23	42	51	71						

Klinik 1: Urban Berlin, 2: Nordwest Frankfurt, 3: Uni Magdeburg/Bedburg, 4: Huy/Belgien (Belachew et al., 1993), 5: Padua/Italien (Favretti et al., 1995)
x: kein Follow-up

Tabelle 9 Angaben zu Patientenzahlen (absolut) (Ergebnisse aus Tabelle 8)

Klinik/		Anzahl Nachuntersuchungen (Monate postoperativ)									
OP	*n*	3	6	9	12	15	18	21	24	27	30
1	180	180	154	133	102		59		32		12
2	186	186	168	138	110	76	52	34	26	12	
3	320	keine Angaben									
4	66	52	24		12						
5	30	21	6	6	4						

weitere Beobachtung der Patienten erfolgt. Das gilt umso mehr, um Gefahren, die mit dem Verfahren verbunden sind, rechtzeitig zu erkennen und Schaden vom Patienten abzuwenden.

Finanzierung

Das Gesetzeswerk, welches die Beziehungen zwischen Patienten, Arzt und Krankenhaus regelt, ist in allen Ländern weitgehend unterschiedlich. Durch die enorme Kostenexplosion in den Gesundheitssystemen sind ständige Änderungen des gesetzlichen Regelwerkes an der Tagesordnung. In Deutschland hat die letzte Gesundheitsreform weitgehende Änderungen gebracht. Bei dem Begriff Gesundheitsstrukturgesetz handelt es sich um eine Sammelbezeichnung für Veränderungen, die in einer Vielzahl von Gesetzen und darauf aufbauenden Verordnungen im Rahmen eines Reformpaketes mit Wirkung zum 1.1.1993 und danach vorgenommen wurden. Grundsätzlich bestehen Unterschiede in der praktischen Vorgehensweise bei der Planung eines Eingriffes für Versicherte in den gesetzlichen Krankenkassen, privatversicherte Personen und reine Selbstzahler.

Je nach Zuordnung ergeben sich derzeit unterschiedliche Wege, die in Vorbereitung auf eine Magenband-Operationen gegangen werden müssen. Wie kann dem Patienten die Situation erläutert werden?

Die operative Behandlung der Adipositas verbreitet sich in Deutschland erst jetzt mit zunehmender Geschwindigkeit. Die Anerkennung der Adipositas als Krankheit beginnt sich durchzusetzen. Bei einer Reihe von Ärzten ist ein operativer Eingriff wegen Adipositas nach wie vor umstritten. Andere lehnen operative Maßnahmen strikt ab. Vielfach ist über die neuen Behandlungsmöglichkeiten mancherorts noch nichts oder nur wenig bekannt. Während der studentischen Ausbildung war in den letzten Jahren dieses Thema nicht Gegenstand des

Lehrkataloges. Es handelte sich bislang also nicht um ein einheitlich und überall anerkanntes Standardverfahren der Behandlung einer Krankheit, wie beispielsweise die Gallenblasenentfernung, auf die ein Anspruch erhoben werden kann. In dieser Frage ist jetzt Bewegung gekommen.

Vor jedem geplanten Eingriff müssen bestimmte Prinzipien und Wege eingehalten werden.

Grundsätzlich sollte jede Entscheidung über medizinische Maßnahmen mit dem Hausarzt besprochen werden. Da vor einem Schritt in Richtung auf eine Operation bereits ärztlich an einer Gewichtsreduktion gearbeitet wurde, muß die Entscheidung zu dem Eingriff von oder mit diesen Ärzten getroffen werden. Eine alleinige Entscheidung für diesen Eingriff ohne Mitwirkung eines niedergelassenen Arztes oder einer Fachklinik ist nicht möglich.

Die Krankenhausbehandlung kann nur von niedergelassenen Ärzten nach entsprechender Prüfung verordnet werden.

Der Hausarzt oder niedergelassene Ärzte (z.B. Internisten, Orthopäden) können also Krankenhausbehandlungen verordnen. Dazu wird ein „Krankenhauseinweisungsschein" ausgefüllt. Mit diesem vom Arzt unterschriebenen Einweisungsschein muß bei der zuständigen Krankenkasse die Zusage für die Kostenerstattung eingeholt werden. Die Krankenkasse übernimmt mit der Kostenbestätigung die Verpflichtung in einem von ihr in der Regel in Schriftform festlegten Rahmen die Kosten für die Krankenhausbehandlung. Die Dauer der Behandlung und damit die Kosten werden vorgegeben. Die Krankenkassen können jedoch auch die Kostenübernahme ablehnen. Dies ist gegenüber dem Patienten zu begründen. Grundsätzlich ist es jedoch so, daß es nicht die eine Krankenkasse gibt, die in der Regel zustimmt und die andere Kasse, die meist ablehnt. Die Entscheidungen sind abhängig vom konkreten Einzelfall des Patienten und der Entscheidung der Sachbearbeiterin/des Sachbearbeiters.

Eine dritte Variante ist die Weiterleitung des Antrages durch die Krankenkasse zum Medizinischen Dienst der Krankenkassen.

Der Medizinische Dienst der Krankenkassen (Abkürzung: MDK) prüft mit Hilfe ihrer dort beschäftigten Ärzte, ob die Maßnahme medizinisch begründet ist und eine Kostenübernahme zugestimmt werden soll oder ob eine Ablehnung zu erfolgen hat.

Bei einer Ablehnung durch die Krankenkasse hat der Versicherte das Recht, innerhalb einer Frist Einspruch zu erheben. Dieser Einspruch ist zu begründen.

Selbstzahler vereinbaren mit dem Einweisungsschein des niedergelassenen Arztes nach Prüfung aller Voraussetzungen durch den Chirurgen direkt in der Klinik einen Operationstermin. Inzwischen ist in vielen Kliniken die Hinterlegung einer Kaution bei Aufnahme üblich. Unmittelbar bei Entlassung erfolgt die Rechnungslegung. Ein Einreichen der Kosten bei einer Krankenkasse ist in diesen Fällen selbstverständlich nicht mehr möglich.

Grundsätzlich ist jedoch zu bemerken, daß gegenwärtig die Finanzierung dieses Eingriffs über die Tagessätze der stationären Behandlung die tatsächlichen Kosten nicht deckt. Das steuerbare Magenband mit seinen Accessoires, Instrumente für die laparoskopische Operation und sonstige Kosten sind weitaus höher, als die Einnahmen durch die Summe der Tagessätze. Das trifft insbesondere auf die laparoskopische Implantation zu, wo die Verweildauer gegenüber der herkömmlichen „Schnittoperation" verkürzt ist. Nimmt man einen Tagespflegesatz von 500 DM an, so können bei einer 5tägigen Verweildauer noch nicht einmal die Kosten für das Implantat gedeckt werden. Die Patienten länger in der Klinik zu behalten ist aufgrund der schwerwiegenden Eßstörungen zwar sinnvoll, um das neue Eßverhalten zu trainieren, doch wird diese Möglichkeit meist durch das Wohlbefinden und die Uneinsichtigkeit der Patienten verhindert. Die Mehrzahl der Patienten ist durch den Eingriff weniger beeinträchtigt als durch eine elektive laparoskopische Cholezystektomie. Viele Kliniken haben daher im Rahmen der Pflegesatzverhandlungen mit den Kostenträgern (Krankenkassen) die Durchführung einer bestimmten Anzahl von Operationen pro Jahr vereinbart. Die Einführung von „Fallpauschalen" oder „Sonderentgelten" wäre wünschenswert. Diese Kategorien werden jedoch durch das Bundesministerium für Gesundheit gesetzlich festgelegt. Hier ist wohl kaum eine Entscheidung in diesem Jahrtausend zu erwarten. Ansprechpartner sind daher die Krankenkassen. Bei einer notwendigen Analyse der volkswirtschaftlichen Kosten der Adipositas und dem Kostenvergleich (DM je verlorenem kg Körpergewicht) mit anderen Verfahren wird hier in Zukunft auch bei den Kassen ein Umdenken einsetzen müssen. Die operative Behandlung ist bei Extremformen (BMI >40) das einzig zuverlässige und bei weitem kostengünstigste Verfahren.

Es bleibt zu hoffen, daß durch die rasante Verbreitung dieser Technik die Komplikationsrate nicht unverhältnismäßig ansteigt und somit die weitere Verbreitung des Verfahrens und seiner Anerkennung durch Kostenträger und wissenschaftliche Gesellschaften nicht jäh unterbrochen wird.

Abschließende Bemerkungen

Abschließend kann festgestellt werden, daß bei extremer Adipositas (BMI >40) nach erfolglosen Therapieversuchen die operative Behandlung ein zuverlässiges Verfahren darstellt. Wenn eine chirurgische Therapie geplant wird, dann kann durchweg das steuerbare Magenband als das geeignete Verfahren empfohlen werden. Sichtbare Erfolge gibt es in unserem Lande bereits vielfach (Abb. 85, 86). Voraussetzungen für den Eingriff müssen nicht nur vom Patienten, sondern auch vom Chirurgen und der Klinik erbracht werden. Wenn Magenband, dann sollte es laparoskopisch implantiert werden. Unter Beachtung der dargestellten Auswahl- und Ausschlußkriterien ist in der Gegenwart diese Technik das Verfahren der Wahl. Gute Ergebnisse werden jedoch weiterhin nur dann zu erwarten sein, wenn das Operationsverfahren in ein Gesamtkonzept der Adipositasbehandlung gestellt wird, die Chirurgen sich auch auf dem Gesamtgebiet der Adipositasbehandlung qualifizieren, Qualitätssicherung betreiben und die Nachbetreuung der Patienten ein Leben lang gewährleisten.

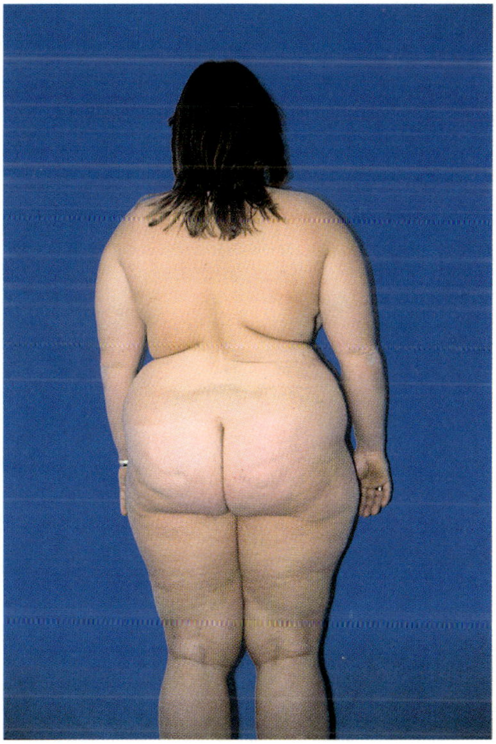

Abb. 85 Patientin vor Gastric-Banding-Operation

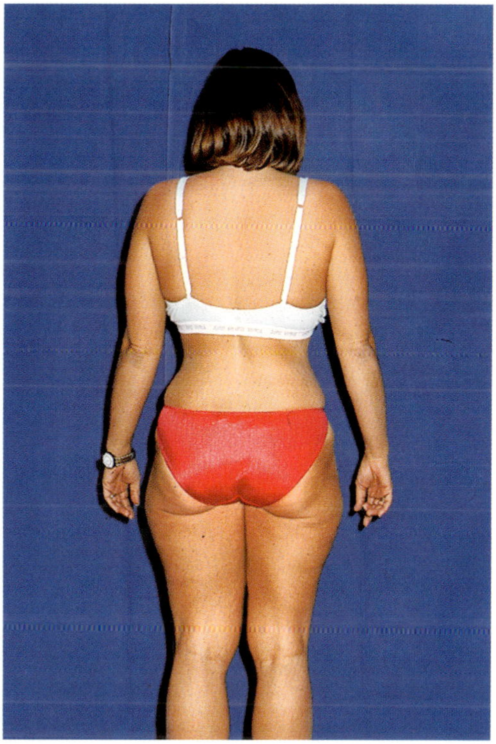

Abb. 86 Patienten 1 Jahr nach Gastric-Banding-Operation.

Literatur

Alder RL, Terry BE (1977) Measurement and standardization of the gastric pouch in gastric bypass. Surg Gynecol Obstet 144: 762–763

Andersen T, Höylund-Pedersen B (1985) Pouch volume, stoma diameter, and clinical outcome after gastroplasty for morbid obesity. A prospective study. Scand J Gastroenterol 19: 643–649

Andersen T, Pedersen BH, Henriksen JH, Uhrenholdt A (1988) Food intake in relation to pouch volume, stoma diameter, and pouch emptying after gastroplasty for morbid obesity. Scand J Gastroenterol 9: 1057–1062

Anderson PE (1994) Reserval of jejunoileal bypass in patients with morbid obesity. Br J Surg 81: 1015–1017

Backman L, Rosenborg M (1984) The significance of gastric pouch size and emptying time for results of gastric surgery for massive obesity. Acta Chir Scand 150: 549–555

Bajardi G, Ricevuto G, Mastradea G, Pishedda G, et al (1995) Gastric banding for treatment of morbid obesity: preliminary results. Obesity Surg 5: 61–64

Balssiger BM, Luaue-de Leon E, Sarr MG (1997) Surgical treatment of obesity: Who is an appropriate candidate? Mayo Clin Proc 72: 551–558

Belachew M (1997) Management of complications of laparoscopic adjustable gastric banding (LAGB). Obesity Surg 7: 304–308

Belachew M, Jacqet P, Lardonis F, Karier C (1993) Vertical banded gastroplasty vs adjustable silicone gastric banding in the treatment of morbid obesity: a preliminary report. Obesity Surg 3: 275–278

Belachew M, Legrand, M-J, Defechereux Th (1994) Laparoscopic adjustable silicone gastric banding in the treatment of morbid obesity. Surg Endosc 8: 1354–1356

Belachew M, Legrand, M-J, Defechereux Th, et al (1995) Laparoscopic placement of adjustable silicone gastric banding in the treatment of morbid obesity: How to do it. Obesity Surg 5: 50–66

Belva P, Takieddine M, Lefebvre JC, Vaneikem P (1997) How to reduce complication rate in laparoscopic gastric banding. Obesity Surg 7: 303–309

Benotti PN, Forse RA (1995) The role of gastric surgery in the multidisciplinary management of severe obesity. Am J Surg 243: 443–445

Björvell H, Rössner S (1985) Long term treatment of severe obesity: four year follow up of results of combined behavioural modification programme. Br Med J 291: 379–382

Bockhorn H, Weiner R (1997) Manual der laparoskopischen Chirurgie. Chapman & Hall, London Glasgow Weinheim

Bouchard C (1994) Genetics of obesity: overview and research directions. Bouchard C (Eigenverlag), S 223–233

Bowersox JC, Pearce WA, Carter PL (1990) Acute pouch obstruction after vertical banded gastroplasty. Gastrointest Endosc 36: 146–147

Bruch H (1976) The treatment of eating disorders. Mayo Clin Proc 51: 266–272

Buchwald H, Moore RB, Varco RL (1974) Ten years clinical experience with partial ileal bypass in management of the hyperlipidemias. Ann Surg 140: 384–392

Busetto L, Valente P, Pisent C, Segato G, De Marchi F, Favretti F, Lise M, Enzi G (1996) Eating pattern in the first year following adjustable silicone gastric banding (ASGB) for morbid obesity. Int J. Obes Relat Metab Disord 20: 539–546

Busetto L, Perini P, Giatin V, Valente P, Segato G, Belucco C, Favretti F, Enzi G (1995) Relationship between energy expenditure and visceral fat accumulation in obese women submitted to adjustable silicone gastric banding (ASGB). Int J Obesity 5: 227–233

Cadière GB, Favretti F, Bruyns J, Himpens J, Lise M (1994) Gastroplastie par coelio-videoscopie: Technique. J Coelio-Chirurgie 20: 27–31

Cadière GB, Bruyns J, Himpens J, Favrett F (1994) Laparoscopic gastroplasty for morbid obesity. Br J Surg 81: 1524–1527

Caballero MAC, Del Olmo JCM, Alvarez JIB, et al (1997) Laparoscopic adjustable gastric band (Lap-Band) as a treatment for severe obesity. Preliminary experience. Proceedings of the Joint Euro-Asian Congress of Endoscopic Surgery, Monduzzi Editore, Bologna (Italy), S 179–182

Castillo A, Ramirez-Wiella G, Avarez Cordero R (1997) Initial experience with laparoscopic adjustable gastric banding (LACB) in Mexico: report of 50 cases. Obesity Surg 7: 216–220
Catona A, Gossenberg M, La Manna A, Mussini G (1993) Laparoscopic gastric banding: Preliminary series. Obesity Surg 3: 207–209
Chelala E, Cadière GB, Favretti F, Himpens J, Vertruyen M, Bruyns J, Maroquin L, Lise M (1997) Conversions and complications in 185 laparoscopic adjustable silicone gastric banding cases. Surg Endosc 11: 268–271
Chelala E, Cadière GB, Favretti F, Lise M, Tannouri F, Bruyns J, Vertruyen M, Himpens J (1995) Laparoscopic gastroplasty. Obesity Surg 5: 241–246
Clark MM, Ruggiero L, Pera V Jr, Goldstein MG, Abrams DB (1993) Assessment, classification and treatment of obesity: behavioral medicine perspective. In: Stoudemire A, Fogel BS (Hrsg) Psychiatric care of the medical patient. Oxford University Press, New York, S 903–926
Cleveland RD, Zitsch R P, Laws HL (1989) Incisional closure in morbidly obese patients. Am J Surg 55: 61–63
Colditz GA, Willett WC, Stampfer MJ, et al (1990) Weight as a risk factor for clinical diabetes in women. Am J Epidemiol 132: 501–513
Colditz GA (1992) Economic costs of obesity. Am J Clin Nutr 55: 503S–506S
Coizer TA (1993) Anästhesiologische Aspekte der minimal invasiven Chirurgie. Zentralbl Chir 118: 573–581
Dargent J (1997) Laparoscopic adjustable silicone ring gastroplasty: a case for a technical variation. Eur J Coelio-Surg 3: 4–9
Dargent J (1997) Two cases of conversion of vertical ring gastroplasty to adjustable silicone gastric banding. Obesity Surg 7: 34–38
Davis MA, Neuhaus JM, Ettinger WH, Müller WH (1990) Body fat distribution and osteoarthritis. Am J Epidemiol 132: 701–707
Deitel M, Alhindawi R, Yamen M, To TB, Burual CJ (1990) Dexon plus versus Maxon fascial closure in morbid obesity: a prospective randomized comparison. Can J Surg 33: 302–304
Dekker HM, Van Eertent PV, De Groot GH, Hunfeld MAJM, Tuinebreijer WE (1995) Adjustable Gastric Banding for the treatment of morbid obesity: The Dutch experience, Obesity Surg 5: 243–248
Depres JP (1991) Obesity and lipid metabolism: relevance of body fat distribution. Curr Opinion Lipidol 2: 5–15
Desaive C (1996) A critical review of a personal series of 1000 gastroplasties. Int J Obesity 19: 256–360
Desaive C (1996) Surgery for morbid obesity. Acta Chir Belg 96: 192–196
Desaive C (1995) Influence of initial volume of the gastric pouch on the rate of complications after adjustable silicone gastric banding. Obesity Surg 5: 247–252
Desaive C, Gerard J (1987) Gastroplasty in the treatment of morbid obesity. Rev Med Liège 42: 955–958
Dunaif A (1992) Polycystic ovary syndrome and obesity. In: Björntorp P, Brodoff BN (Hrsg) Obesity. Lippincott, Philadelphia, S 594–605
Eckhout GV, Willbanks OL, Moore JT (1986) Vertical ring gastroplasty for morbid obesity. Five year experience with 1463 patients. Am J Surg 152: 713–716
Van Eerten PV, Hunfeld MAGMA, Tuinebreyer WE, Cuesta MA (1997) Adjustable silicone gastric banding: re-operations for pouch dilatation. Obesity Surg 7: 303–304
Epstein LH, Coleman KJ, Myers MD (1996) Exercise in treating obesity in children and adolescents. Med Sci Sports Exerc 28: 428–435
Favretti F, Enzi G, Pizzirani E, et al (1993) Adjustable silicone gastric banding (ASGB): the Italian experience. Obesity Surg 2: 53–56
Favretti F, Cadiere GB, Segato G, Bruyns G, De Marchi F, Himpens J, Foletto M, Lise M (1995) Laparoscopic adjustable silicone gastric banding. Obesity Surg 5: 364–371
Favretti F, Cadière GB, Segato G, Bruyns G, De Marchi F, Himpens J, Belluco C, Lise M (1995) Laparoscopic placement of adjustable silicone gastric banding: early experience. Obesity Surg 5: 71–73
Favretti F, Cadière GB, Segato G, Bruyns G, De Marchi F, Himpens J, Foletto MC, Lise M (1995) Laparoscopic adjustable silicone gastric banding: technique and results. Obesity Surg 5: 364–371
Favretti F, Cadière GB, Segato G, Himpens J, Busetto L, De Marchi F, Vertruyen M, Enzi G, De Luca M, Lise M (1997) laparoscopic adjustable silicone gastric banding: how to avoid complications. Obesity Surg 7: 352–358
Favretti F, Segato G, Zavagno G, Marchet A, Nitti D, Lise M (1991) Controllable gastric banding as an alternative to vertical gastroplasty in the treatment of obesity. Obesity Surg 3: 182–183
Fobi MAL (1993) Vertical banded gastroplasty vs. gastric bypass: 10 years follow-up. Obesity Surg 3: 161–164

Forsell P, Hallberg D, Hellers G (1993) A gastric band with adjustable inner diameter for obesity surgery: Preliminary results. Obesity Surg 3: 303–306
Forsell P, Hallberg D, Hellers G (1993) Gastric banding for morbid obesity: Initial experience with a new adjustable band. Obesity Surg 3: 369–374
Fox RS, Hyun OH K, Fox KM (1993) Adjustable silicone gastric banding vs vertical banded gastroplasty: a comparison of early results. Obesity Surg 2: 181–183
Fox RS (1992) Vertical banded gastroplasty vs. adjustable silicone gastric banding: a comparison of early results. Obesity Surg 2: 132
Glättli A, Wehrli H, Klaiber Ch (1998) Laparoskopische Behandlung der morbiden Adipositas mit dem „Swedish Adjustable Gastric Band" (SAGB). In: Herfarth Ch, Hartel W (Hrsg) Kurzreferate, 115. Kongreß der Deutschen Gesellschaft für Chirurgie. Barth, Heidelberg Leipzig, S 285–286
Götzen V (1998) Persönliche Mitteilung
Gortmaker SL, Must A, Perrin JM, Sobol AM, Dietz WH (1993) Social and economic consequences of overweight in adolescence and young adulthood. N Engl J Med 329: 1008–1012
Greenstein RJ, Rabner JG, Taler Y (1994) Bariatric surgery vs conventional dieting in the morbidly obese. Obesity Surg 4: 16–23
Hammer LD, Kraemer HC, Wilson DM, Ritter PL, Dornbursch SM (1991) Standardised percentile curves of body mass index for children and adolescents. Am J Dis Child 145: 259–263
Hauner H (1987) Fettgewebsverteilung und Adipositasrisiko. Dtsch Med Wochenschr 112: 731–735
Hauner H (1996) Gesundheitsrisiken von Übergewicht und Gewichtszunahme. Dtsch Ärztebl 93: A-3405–3409
Hauner H, PD (1995) Richtlinien zur Therapie der Adipositas. Adipositas 9: 7–10
Heimbucher J, Tigges H, Fuchs KH, et al (1998) Patientenselektion zur laparoskopischen „gastric banding"-Operation. In: Herfarth Ch, Hartel W (Hrsg) Kurzreferate, 115. Kongreß der Deutschen Gesellschaft für Chirurgie. Barth, Heidelberg Leipzig, S 147–148
Hell E (1990) Gastroplastik zur Behandlung der morbiden Adipositas. Wien Klin Wochenschr 102: 659–663
Hell E, Lang B (1996) 10 Jahre Erfahrungen mit der vertikalen bandverstärkten Gastroplastik zur operativen Therapie der morbiden Adipositas. Zentralbl Chir 121: 363–367
Hell, E (1998) Persönliche Mitteilung
Husemann B (1973) Dünndarmausschaltung zur Therapie der extremen Adipositas. Dtsch Med Wochenschr 98: 2343–2347
Husemann B (1974) Malabsorption durch Jejunoileostomie als chirurgische Therapie bei extremer Fettsucht. Chirurg 45: 13–16
Husemann B (1992) Chirurgische und endoskopische Verfahren zur Therapie der extremen Adipositas. Aktuel Ernähr-Med 17: 108–109
Husemann B, Mrozek B, Rettinger W (1977) Internistische Komplikationen nach Dünndarmausschaltung zur Behandlung der extremen Adipositas. Fortschr Med 95: 1644–1652
Husemann B (1997) Die Chirurgie der extremen Adipositas. Dtsch Ärztebl 94: 1232–2136
Husemann B, Muhrer K-H, Holik B (1977) Die klinische Bedeutung der Passagezeit und Reflux nach Dünndarmausschaltungsoperation. Chirurg 48: 42–45
Husemann B (1977) Operative Dünndarmausschaltung als Beitrag zur plastischen Chirurgie. Langenbecks Arch Chir 345: 139–145
Husemann B (1995) Zur chirurgischen Therapie der extremen Adipositas. Langenbecks Arch Chir 380: 67–69
Husemann B, Reiners V (1996) Erste Ergebnisse nach vertikaler Gastroplastik zur Behandlung der extremen Adipositas. Zentralbl Chir 121: 370–376
Kreuter H, Klaes L, Hoffmeister H, Laaser U (1995) Prävention von Herz-Kreislauferkrankungen. Ergebnisse und Konsequenzen der Deutschen Herz-Kreislauf-Präventionsstudie (DHP). Juventa, Weinheim München
Kunath U, Memari B (1995) Laparoskopisches „Gastric Banding" zur Behandlung der pathologischen Adipositas. Chirurg 66: 1263–1267
Kunath U, Susewind M, Klein S, Hofmann Th (1998) Erfolg und Mißerfolg beim laparoskopischen „Gastric Banding". Chirurg 69: 180–185
Kuzmak LI (1986) A preliminary report on silicon gastric banding for morbid obesity. Clin Nutr 5: 73–77
Kuzmak LI, Rickert RR (1991) Pathologic changes in the stomach at the site of silicone gastric banding. Obesity Surg 1: 63–68
Kuzmak LI (1991) A review of seven years experience with silicone gastric banding. Obesity Surg 1: 403–408

Kuzmak LI (1992) Stoma adjustable silicone gastric banding. In: Mason EE (Hrsg) Surgical treatment of morbid obesity. Lippincott, Philadelphia, S 298–317

Kuzmak LI, Burak E (1993) Pouch enlargement: Myth or reality? Impressions from serial upper gastrointestinal series in silicone gastric banding patients. Obesity Surg 3: 57–62

Kuzmak LI (1989) Gastric banding (chapter 20). In: Deitel M (Hrsg) Surgery for the morbidly obese patient. Lea & Febiger, Philadelphia, S 225–259

Kuzmak LI (Juni 1986) Silicone gastric banding: a simple an effective operation for morbid obesity. Contemp Surg 218: 13–18

Kuzmak LI, Abramson D (1993) Future plans in adjustable silicone gastric banding: reversibility without laparotomie, potential as a laparoscopic operation. Obesity Surg 3: 98–102

Lardinois F, Jacquet P, Belachev M (1994) Gastroplasty as a surgical treatment of obesity. Experience of over 400 operations. Acta Chir Belg 94: 75–79

Lean, MEJ, Han TS, Morrison CE (1995) Waist circumference indicates the need for weight management. Br Med J 311: 158–161

Leibel RL, Rosenbaum M, Hirsch J (1995) Changes in energy expenditure resulting from altered body weight. N Engl J Med 332: 621–628

Lew EA; Garfinkle L (1979) Variations in mortality by weight among 750,000 men and women. J Chronic Dis 32: 563–576

Liebermeister H, Ölschläger G (1997) Kosten der Adipositasbehandlung. Aktuel Ernähr-Med 22: 288–306

Lise M, Enzi G, Favretti F, Belluco C, Segato G, Pucciarelli S, Busetto L (1993) Stoma adjustable silicone gastric banding: a two years experience. Obesity Surg 3: 113

Lise M, Favretti F, Belluco C, Segato G, Pucciarelli S, Enzi G, Busetto L (1993) Stoma adjustable silicone gastric banding: results of 111 consecutive patients. Obesity Surg 3: 139

Löffler G (1997) Pathophysiologie des Fettgewebes. Dtsch Ärztebl 94: A-2003–2006

Maclure KM, Hayes KC, Colditz GA, et al (1989) Weight, diet, and the risk of symptomatic gallstones in middle-aged women. N Engl J Med 321: 2–7

Makarewicz PA, Freeman JB, Burchett H, et al (1985) Vertical banded gastroplasty: assessment of efficacy. Surgery 98: 700–707

Manson JE, Colditz GA, Stampfer MJ, et al (1990) A prospective study of obesity and risk of coronary heart disease in women. N Engl J Med 322: 882–889

Manson JE (1995) Body weight and mortality among women. N Engl J Med 333: 677–685

Martin EW, Mojzisik BS, Carey LC (1983) Complication of gastric restrictive operations in morbidly obese patients. Surg Clin N Am 63: 1181–1190

Martin LF, Hunter SM, Lauve RM, O'Leary JP (1995) Severe obesity: expensive to society, frustrating to treat, but important to confront. South Med J 88: 895–902

Mason EE, Ito C (1967) Gastric bypass in obesity. Surg Clin North Am 47: 1345–1351

Mason EE, Printen Kl, Blommers TJ, et al (1980) Gastric bypass and morbid obesity. Am J Clin Nutr 33: 395–399

Mason EE (1982) Vertical banded gastroplasty for obesity. Arch Surg 117: 706–716

Mason EE (1987) Morbid obesity: use of vertical banded gastroplasty. Surg Clin North Am 67: 521–537

Mazarguil P, Bertrant J-C, Peraldi D (1997) Laparoscopic adjustable silicone gastric banding for the treatment of morbid obesity. Obesity Surg 7: 299

Meducci L, De Werra C, Formato A, de Luca M, Chiacchio C, Forestieri P (1997) Adjustable gastric banding system (ASGB): results from our laparotomic and laproscopic experience. Obesity Surg 7: 298

Miller K, Rettenbacher L, Hell E (1996) Adjustments and leak detection of the adjustable silicone gastric banding and LAP-adjustable gastric band (LAGB) system. Obesity Surg 6: 406–411

Morino M, Toppino M, Garrone CM, Morino F (1994) Laparoscopic adjustable silicone gastric banding for the treatment of morbid obesity. Br J Surg 81: 1169–1170

Näslund I (1986) The size of the gastric outlet and the outcome of surgery for obesity. Acta Chir Scand 152: 205–210

Näslund I, Agren G (1991) Social and economic effects of bariatric surgery. Obesity Surg 1: 137–140

Natalini G, Carloni G, Cappelletti S, Calzoni L, Borgognoni F, Rosselli P, Breccolotto F (1997) Laparoscopic adjustable silicone gastric banding (LASGB) for the treatment of morbid obesity. Obesity Surg 7: 310

National Institute of Health Consensus Development Conference Statement (1992) Gastrointestinal surgery for severe obesity. Am J Clin Nutr 55: 615–619

National Task Force on the Prevention and Treatment of Obesity (1996) Long-term pharmacotherapy in the management of obesity. JAMA 276: 1907–1915

Nightengale ML, Sarr MG, Kelly GA, Jensen MD, Zinsmeister AR, Palumbo PJ (1991) Prospective evaluation of vertical banded gastroplasty as the primary operation for morbid obesity. Mayo Clin Proc 66: 773–782

Ostlund ED, Staten M, Kohrt WM, Schultz J, Malley M (1990) The ratio of waist-to-hip circumference, plasma-insulin, and glucose tolerance as independent predictors of the HDL-2-cholesterol level in older adults. N Engl J Med 322: 229–234

Paganini AM, Guerrieri M, Feliciotti F, Lezoche E (1997) Laparoscopic adjustable silicone gastric banding (LASG) for the treatment of morbid obesity. Surg Technol Int 5: 147–150

Pier A, Abtahi G, Lippert H (1998) Laparoskopische Gastric banding-Operation – Technik, Ergebnisse und Komplikationen in 320 Fällen. In: Herfarth Ch, Hartel W (Hrsg) Kurzreferate, 115. Kongreß der Deutschen Gesellschaft für Chirurgie. Barth, Heidelberg Leipzig, S 148–149

Pomerri F, Liberati L, Curolo S, Muzzio C (1992) Adjustable silicone gastric banding for obesity. Gastrointest Radiol 17: 207–210

Ramsey-Stewart G (1993) Hepatic steatosis and morbid obesity. Obesity Surg 3: 157–159

Robinson SP, Hirtle M, Imrie JZ, Moore MM (1998) The mechanics underlying laparoscopic intra-abdominal surgery for obese patients. J Laparoendosc Surg 8: 11–18

Ross CE (1994) Overweight and depression. J Health Soc Behav 35: 63–79

Schapira DV, Clark RA, Wolff PA, et al (1994) Visceral obesity and breast cancer risk. Cancer 74: 632–639

Schlumpf R, Schoeb O, Hauser R, Largiadèr F (1998) Laparoskopisches „re-banding" als Komplikationsmanagement der Magen-Pouch-Dilatation nach laparoskopischen „gastric banding". In: Herfarth Ch, Hartel W (Hrsg) Kurzreferate, 115. Kongreß der Deutschen Gesellschaft für Chirurgie. Barth, Heidelberg Leipzig, S 149–150

Schneider R (1996) Relevanz und Kosten der Adipositas in Deutschland. Ernährungs-Umschau 43: 369–374

Schoberger R (1989) Therapeutische Strategien und deren Erfolg aus Sicht des Psychologen. Aktuel Ernähr-Med 14: 137–142

Scottish Intercollegiate Guidelines Network (1996) Obesity in Scotland. Integrating prevention with weight management. A National Clinical Guideline recommended for use in Scotland. Edinburgh: SIGN

Scrugs DM, Buffington C, Cowan GSM (1994) Taste Acuity of the morbidly obese before and after gastric bypass surgery. Obesity Surg 4: 24–28

Segal L (1994) The costs of obesity. Pharmaco Economics 2: 45–52

Seidell JC (1995) Obesity in Europe. Int Monogr on EP & WC 4: 2–6

Silecchia G, Polito D, De Leo A, Trentino P, Restuccia A, Basso N (1997) Major complications following laparoscopic adjustable silicone gastric banding (LASGB): a proposal for a minimal invasive treatment. Obesity Surg 7: 304–307

Sjoberg EJ, Andersen E, Hoel R, et al (1989) Gastric banding in the treatment of morbid obesity. Acta Chir Scand 155: 31–34

Skarstein A, Kekven J (1985) Influence of gastric banding on stomach supply with or without a concurrent splenectomy. Am J Surg 149: 351–353

Skender ML, Goodrick GK, Del Junco DJ, et al (1996) Comparison of 2-year weight loss trends in behavioral treatments of obesity: Diet, exercise and combination interventions. J Am Diet Assoc 96: 342–346

Sorensen TI (1995) The genetics of obesity. Metabolism 3: 4–6

Sugerman HJ, Starkey J,. Birkenhauer R (1987) A randomized prospective trial of gastric bypass versus vertical banded gastroplasty for morbid obesity and their effect on sweet versus non-sweet eaters. Ann Surg 205: 613–624

Van Itallie T (1985) Health implications of overweight and obesity in the United States. Ann Intern Med 103: 983–988

Vieweg B, Neitz U (1997) Geburtshilfliche Probleme bei adipösen Frauen. Aktuel Ernähr-Med 22: 288–306

Wechsler JG (1997) Diätetische Therapie der Adipositas. Dtsch Ärztebl 94: A-2250–2256

Weiner R, Hartig W, Matkowitz R (1978) Enterale Resorption beim Kurzdarmsyndrom. Z Ges Inn Med 33: 218–219

Weiner R, Hartig W (1983) Die chirurgische Therapie der Fettsucht. Ernährungsforschung 28: 146–150

Weiner R, Schmoz G, Hartig W (1984) Funktionsdiagnostik der Dünndarmresorption in der Gastroenterochirurgie. Zentralbl Chir 109: 160–171

Weiner R (1994) Adipositas. In: Hartig W (Hrsg) Moderne Infusionstherapie, künstliche Ernährung. 11. Aufl., Zuckschwerdt, München, S 135–138

Weiner R, Wagner D (1997) Step-System (Dilatationstrokare) als sicheres und funktionales Zugangssystem in der minimal invasiven Chirurgie. Minim Inv Chir 6: 35–40

Weiner R, Wagner D (1997) Laparoskopisches Gastric Banding zur Behandlung morbiditärer Adipositas. Minim Inv Chir 6: 59–66

Weiner R, Wagner D, Bockhorn H (1997) Erkrankungen des Stütz- und Bewegungsapparates bei morbider Adipositas. Aktuel Ernähr-Med 22: 288–306

Weiner R, Bockhorn H, Wagner D (1997) Laparoscopic gastric banding for obesity. Proceedings of the Joint Euro-Asian Congress for Endoscopic Surgery. Monduzzi Editore, Bologna (Italy), S 195–197

Weiner R, Emmerlich V, Wagner D, Bockhorn H (1998) Management und Therapie von postoperativen Komplikationen nach Gastric Banding wegen morbider Adipositas. Chirurg 69: 1082–1087

Weiner R, Wagner D, Bockhorn H (1998) Laparoskopisches Gastric Banding bei morbider Adipositas. In: Herfarth Ch, Hartel W (Hrsg) Kurzreferate, 115. Kongreß der Deutschen Gesellschaft für Chirurgie. Barth, Heidelberg Leipzig, S 148

Wing RR (1992) Behavioural treatment of severe obesity. Am J Clin Nutr 55: 545–551

Anhang

Nährwerte-Tabelle

Lebensmittel	kcal	kJ	EW	Fett
Kalb				
Muskel (ohne Fett)	95	397	21,9	0,8
Filet	95	397	20,6	1,4
Kotelett	112	470	21,1	3,1
Schnitzel	99	414	20,7	1,8
Rind				
Muskel (ohne Fett)	105	439	21,3	1,7
Lende (Roastbeef)	130	542	22,4	4,5
Schabefleisch (Tatar)	112	468	21,2	3,0
Schwein				
Muskel (ohne Fett)	105	440	22,0	1,9
Eisbein	186	777	19,0	12,2
Schnitzel	106	443	22,2	1,9
Kasseler	237	990	20,9	17,0
Wild				
Hase	113	474	21,6	3,0
Rehkeule	97	407	21,4	1,3
Hirsch	112	469	20,6	3,3
Geflügel				
Ente	227	851	18,1	17,2
Gans	342	1430	15,7	31,0
Huhn	166	695	19,9	9,6
Pute (Keule)	114	479	20,5	3,6
Fisch				
Aal	281	1174	15,0	24,5
Bachforelle	102	428	19,5	2,7
Lachs	202	845	19,9	13,6
Zander	83	348	19,2	0,7
Fisch (Dauerware)				
Hering (mariniert)	210	880	16,6	16,0
Schillerlocken	302	1264	21,3	24,1
Seeaal (geräuchert)	167	700	26,1	7,0

Deutsche Gesellschaft für Chirurgie der Adipositas:

Dominikus-Krankenhaus
Chirurgische Klinik
z. Hd. Prof. Dr. B. Husemann
Postfach 29 01 51
40528 Düsseldorf

Sachregister

E

F

G

H

I

J

K

Q

R

S

T

U

V

W

X

Z